発達障がいと

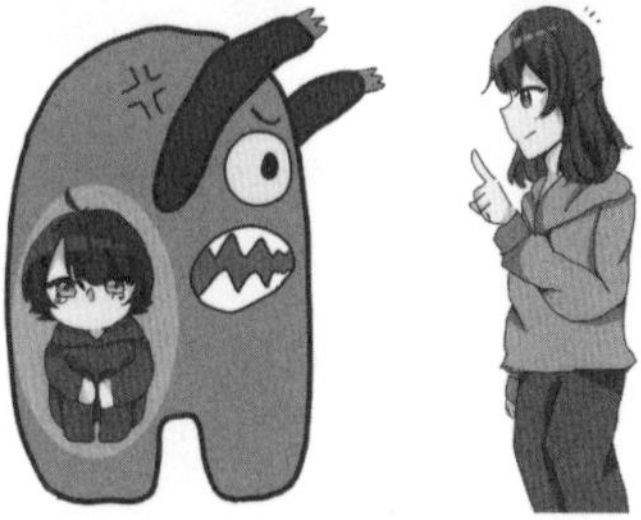

トラウマ

理解してつながることから始める支援

小野真樹 著

金子書房

序文　発達障がいとトラウマの複雑な関係

福井大学子どものこころの発達研究センター客員教授　杉山　登志郎

二〇〇一年一〇月、愛知県に新しい子ども病院がスタートしました。そのあいち小児保健医療総合センター（あいち小児センターと略記）に、私は児童精神科の部長として赴任し、そこに子ども虐待の専門外来を立ち上げました。子ども病院としては全国最初の取り組みでしたが、困ったことにその後も同じタイプの外来は一例も存在しません。子育て支援外来と命名されたこの外来には、年間一〇〇名を超える被虐待児が受診して来ました。こうしてたくさんの被虐待児とさらにその親の治療を開始してみて真っ先に驚いたことは、その中に発達障がいが少なくなかったことです。実に過半数を超える子どもたちが発達障がいの診断基準を満たしていました。ただし大きな特徴がありました。それは普通の（？）発達障がい児よりも重症で、治療や対応が極めつきに大変でした。次第に私たちは、子ども虐待によって引き起こされるアタッチメントの不全が発達障がいの臨床像を引き起こすことに気付くようになりました。

ここにニワトリタマゴ問題が起きてきます。発達障がいがあれば、子育ては大変になり親の誤った対応が重なれば子ども虐待が起きてきます。一方被虐待児はアタッチメントの不全によって発達障がいの臨床像を生じてきます。さらにこの両者、発達障がいと子ども虐待は世代を超えます。親、さらに親の親まで遡ると、ニワトリタマゴが全くわからない状況が生まれてきます。トラウマが絡んだ場合には様々な後遺症が認められ重症化します。翻って、私たちがこれまで難治と考えていた発達障がいの子どもたちは、子ども虐待が絡んだ症例であることにも気付くようになりました。また非常に対応が大変な発達障がい児の親もまた子ども虐待が絡んだ親であることも見えてきました。

わが国において子ども虐待の対応件数は二〇一九年には約二〇万件に上っています。ずっこける話ですがこの有名な統計の非科学的な実態はご存じでしょうか。児童相談所によって統計の取り方がバラバラなのです。例えば一人の子どもが同一年に二回通告を受けた時に1とカウントするか2とカウントするか、通告を受理し、その子を処遇したとき、対応数として1とカウントするか2とカウントするかなどが統一されていないのです。しかし実数が約半分としても年間一〇万件であり、出生数（約八七万人：二〇一九年）の1割を既に超えています。つまり今や子どもに接するどの職種の人も、被虐待児に出会わないことはないという状況が既に生じています。その子たちはどんな特徴があるのでしょうか。それは実は発達障がいの診断を受けていて、さらに重症で対応が大変な子どもたちなのです。

この本の著者、小野先生は小児科医として研修を積まれたあと、あいち小児センターに来て、発達障がいとトラウマとがゴチャゴチャになった子どもとその親の治療に私と一緒にエネルギッシュに取り組んできました。

今日、発達障がいはあたかもブームのようになっていて、その解説書はあまた出ています。ところがこのようなトラウマとの複雑な関係をきちんと押さえ、トラウマを中心にその臨床をまとめた本が見当たりませんでした。つまり最も重症な例について検討をした本がなかったのです。

トラウマが絡むとどうして問題がややこしくなるのか。子どもたちの不可思議な行動をどう理解すれば良いのか。重症な子どもとその親にどのように接していけば良いのか。全て、この本に解説されています。ここには豊かな臨床のフィールドが広がっています。大変であればあるほど、またやりがいのある領域でもあると私は信じています。

さあ頁を開き、発達障がいとトラウマが重なり合った子どもたちへの対応を学んでいきましょう。

はじめに

時代の移り変わりとともに、子育ての環境も子育てについての考え方も変化しています。情報化が進み、人と人とが結びつくスタイルには、次々と新しい手段が登場しています。世の中が便利になるのは歓迎すべきことですが、それに伴って、今まで見て見ぬふりをしてきたことが表面化して、無視することができなくなったという側面もあります。近年、子ども虐待の問題への注目が高まり、児童相談所による対応件数は年々増加しています。これは、虐待そのものが増えたのではなく、より多く発見されるようになったためだといわれています。

子育てやコミュニケーションが行き詰まってしまう背景に、「発達障がい」があるかもしれない、ということは、広く知られるようになりました。一方、子ども虐待への注目が高まるとともに、「トラウマ」によって発生する問題についても、対応を迫られる場面が増えています。「発達障がい」と「トラウマ」には、深くて複雑な関係があります。子どもに発達障がいがあると、それはトラウマの原因になります。逆に、トラウマが原因で、発達障がいとよく似た問題が発生することがあります。

「発達障がい」を見つけて診断することは、なぜ必要なのでしょうか。誰でも得意なことや苦手なことがあるのは当たり前です。それをわざわざ障がいと診断することに、意味があるのでしょうか。診断をすれば、本人も周囲もそれをレッテルと感じてしまい、希望を奪うことになりはしないのでしょうか。

しかし、子どもの育ちに何か困った問題が起きているとき、直接的な対応だけではうまく行かない、ということがあります。たとえば、いつも忘れ物ばかりしてしまう子どもに、「忘れないように」と指導しても、改善するとは限りません。そんなとき、ただ同じ指導を繰り返すのではなく、一度立ち止まって、その理由を探ってみることが大切です。もしかすると、子どもは発達障がいを抱えているかもしれません。発達障がいの正確な原因は不明とされていますが、生まれつきの体質が大きく関係していると分かっています。原因が生まれつきなのであれば、それは運命のようなものです。お互いを責めたり悔やんだりすることには意味がありません。だから診断を受けたとき、そんなことがあるとは知らずにもがいていた本人や周囲の関係者たちは、納得して、かえって救われた気持ちになることがあります。そして特性理解に基づいた、より現実的な解決策を考えることができるのです。

一方、困りごとの原因は「トラウマ」なのかもしれません。さきほどの「忘れ物が多い子ども」の例で考えてみます。誰でも、何かショックな出来事を経験すると、そのあとに、こころここにあらず、という状態になった経験があるのではないでしょうか。虐待やネグレクトなどを経験して、トラウマを負った子どもたちのこころでは、そんな状態がずっと続いている、と考えることができます。なぜなら、こころが深い傷を負ってしまうと、それを思い出さなくて済むように、意識のネットワークが麻痺して、記憶が遮断されてしまうことがあるからです。そして、普段の生活でも、物忘れが多くなってしまうのです。

トラウマがあると、物忘れのほかにも、安定した対人関係を維持することができなくなってしまったり、フラッシュバックのために、感情のコントロールが困難になってしまったり、様々な問題が発生することがあります。ところが、困りごとの原因としてトラウマがあるかもしれないという事実は、しばしば見逃されてしまいます。あるいは、トラウマの背景に「不都合な事実」があって、隠されてしまうこともあります。

さて、本書の目的は、発達障がいとトラウマが混在した、複雑な問題を抱えた子どもたちについて考える、ということです。この二つの問題には共通点が多く、区別が難しいことがあります。また、二つの問題は同時に発生していたり、相互作用していたりします。そして、この子どもたちは多くの支援を必要としています。にもかかわらず、何が問題なのかが理解されづらく、支援がうまく行かないことがあるのです。そして、善意で支援しようとしている人たちさえも、疲弊して「手に負えない」と匙を投げたくなってしまうことがあります。一方、当事者は、「見捨てられるかもしれない」と感じたときには、むしろこころが不安定になって、問題を悪化させるような行動が多くなってしまいます。これでは悪循環となってしまいます。

では、支援はどのようにすればよいのでしょうか。支援に携わる人たちには様々な立場があります。ある人は医療や臨床心理の専門職として、ある人は教育や福祉の関係者として、ある人は行政や司法の立場で、またある人は家族や友人として、当事者と関わり、支援しようとしているかもしれません。それぞれの立場には専門性や役割があって、連携しながら取り組むことが重要です。しかし、支援者がどの立場であっても求められる、共通の役割があります。それは「理解してつながる」ということです。治療のための特別な技術は知らなくても、ただ、「理解してつながる」ということだけでも、支援を始めることはできるのです。

本書は二部構成となっています。第一部では、発達障がいとトラウマが複雑に相互作用するメカニズムについて説明したいと思います。「理解してつながる」ためには、当事者が抱えている「困りごと」について、その背景も含めて深く理解することが重要です。本書では、理解を深めるために、比較的新しい神経生物学的な知見についても紹介します。なぜなら、「脳の中で何が起きているのか」をイメージできれば、色々な状況に当てはめて、応用することができるようになるからです。そうすれば、当事者が体験している様々な種類の「困りごと」について、その背景を理解しやすくなるのです。

本書では、立体的かつ多方向的に因果関係が絡みあった複雑な状況を、なるべく分かりやすく書き示すように努めました。しかし、これはまるで難解なパズルを解くかのような、悩みの多い作業でした。特に第二章以下の部分では、やや専門的に踏み込んだ内容にも触れています。読者によっては、もしかすると少し難しい、と感じられるかもしれません。その場合は、第二部を先に読んで頂ければ、と思います。そして、あとから戻って確認することで、理解を深めて頂ければと思います。

第二部では、普通の日常生活で誰にでもできる、「治療的な関わり」について述べたいと思います。本当に役に立つ支援の効果は、生活と結びついた体験から生み出されるものであり、いわゆる「専門家」による、特殊な治療によってのみもたらされるものではありません。当事者たちは、他人とつながるということが難しくなっています。そんなこころを理解してつながることができたなら、それだけでも十分に治療としての価値があるかもしれないのです。

こころを癒やすもっとも有力な治療薬は、ほかの人のこころだといえます。しかしその同じこころは、ときに猛毒となって、人を傷つけてしまうこともあります。そこで本書では、こころがすれ違ってしまう理由を明らかにして、傷ついたこころを修復する方法について述べたいと思います。修復の方法は、抽象的な理論だけだと分かりづらいので、生活場面での実例を交えながら説明します。そのために、本書ではいくつかの事例が登場します。ただし、実在の事例を提示することにはプライバシーの問題があるため、実在の事例を参考にしながら筆者が創作した、仮想の物語を使いました。

しかし、もしかすると、本書は支援での迷いに対して、直接的な回答を示すものにはなっていないかもしれません。なぜなら、こころの問題は複雑で、マニュアルのような、絶対的な正解を見出すことはできないと考えているからです。本書では、なぜ迷うのかという理由を明らかにして、どのように迷えばよいのか、という道しるべを示そうとしています。

本書が、困難を抱えた子どもたちやその家族、そして支援する人たちが、迷いながら解決を探そうとしているときに、何かの役に立つことがあればと願っています。

小野 真樹

目次

第四章　「慰め」と「しつけ」のジレンマ……………… 72

第二部　実践編

日常生活のなかでもできる治療的な関わり

第一部　理論編

発達障がいとトラウマの相互作用を理解する

第一章　発達障がいの「生まれつき」と「育ち」

困りごとの理由を考える

子育てに困りごとはつきものです。妊娠、出産から始まって、いずれは親から離れて独立するまでの道のりは、もしかすると、予想もしなかった出来事の連続かもしれません。ところで、子どもの育ちで何か困ったことが起きたとき、直接的に反応するのではなく、その原因をよく探ってから対応を決めた方がよい、ということがあります。たとえば、学校で忘れ物が多い、という子どもがいたとします。このとき、直接的な方法としては、「気をつけるように」と指導したり、忘れた場合に「罰」を与えたりするなどの方法があります。そういう対応でも、多くの子どもたちには改善が期待できるかもしれません。しかし、それだけでは解決できないという子どもたちもいます。その場合はどうすればよいでしょうか。さらに厳しい罰を与えたり、繰り返し指導をしたりすればよいでしょうか。そうではなくて、一度立ち止まって、失敗を繰り返してしまう理由について、深く考えてみることが必要です。

困りごとの原因を探るとき、大きく分けて二つの考え方があります。ひとつは、生まれつきの体質とか能力のように、その人の「内側」に原因がある、とする考え方です。そして、もうひとつは、育て方や環境など、その人の「外側」に原因がある、とする考え方です。もし、忘れ物の原因が、生まれつきの「体質」だった場合、どのような解決方法が考えられるでしょうか。手術や薬物療法、あるいは、何か特別な訓練などによって、体質を変えたい、と思うかもしれません。しかし多くの場合、そんな魔法のような解決策はありません。それならば、現実を受け入れてあきらめるしかない、となってしまいます。

一方、生活している環境が原因で、困りごとが発生している場合もあります。忘れ物の原因としては、たとえば、何か気がかりがあって、そのことで頭がいっぱいになってしまった結果、忘れ物をしてしまうことがあります。あるいは、家族の事情で必要なものを準備してもらえない、という可能性もあります。原因が「環境」であれば、それを改善することが必要です。しかしそれでは、何かに責任を押し付けるような「犯人探し」が起きてしまうかもしれません。また、そもそも環境を変えるだけでは解決しないような問題も多く、その場合は、出口が見えない暗闇のなかでもがき続けるようなことになり、途方に暮れてしまいます。

じつは、人間の発達には、「遺伝や体質」の影響が大きいのか、それとも学習や経験などといった「環境」の影響が大きいのか、という論争は、古くから起きていました。たとえば、イギリスの人類学者ゴールトンは、人間の才能はほぼ遺伝によって決まっている、と主張していました。これに対して、アメリカの心理学者のワトソンは、『行動主義宣言』を発表し、人間の発達は遺伝や才能には関係なく、学習や経験で決まる、と主張していました。

しかし本書では、子育てで発生する困りごとの理由について、「発達障がい」と「トラウマ」が織りなす「相互作用」という視点で考えてみたいと思います。発達障がいは、主に、生まれつきの体質によって発生する問題です。一方、トラウマは、育ちのなかで発生した経験によるもので、その後の発達にも大きな影響が生じます。しかし、困りごとの原因が発達障がいなのか、それともトラウマなのかと、いつもはっきり区別できるわけではありません。なぜなら、発達障がいがあると、トラウマを経験しやすくなり、トラウマを経験すると、発達障がいと似た問題が発生する、というややこしい関係があるからです。特に、子ども虐待や家庭内暴力、非行や引きこもりなどといった、解決が難しい、重度の困りごとが発生しているときほど、その背景は複雑です。そして、発達障がいとトラウマの両方が、お互いに影響を及ぼしあいながら問題を引き起こしている、ということがとても多いのです。

遺伝説と環境説の対立のように、「発達障がいの視点」と「トラウマの視点」は、互いに相容れない性質があるようです。しかし、私たちの目的は学術的な論争ではなく、目の前で起きている問題を解決することです。現場は切羽詰まっていて余裕などありません。なりふり構わず、使えるものは使って、窮状を脱却したいところです。問題が深刻であったり複雑だったりすればするほど、十分理解してから対応を考える、という姿勢が大切です。全体像が分かってくれば、最初は大きく感じられていた問題も、「小さな多数の問題の組み合わせ」に見えてくるかもしれません。そうなれば、少しずつ、みんなで分担して解決すればよいのです。

それではまず、「発達障がいとは何か」について、簡単なおさらいから始めます。ただし、それぞれの発達障がいについての詳しい解説は、他書に譲ります。本書では、どんな「生まれつき」の問題があって、それがその後の「育ち」にどのような影響を与えるのか、すなわち「生まれつき」と「育ち」の相互作用に焦点をあてながら、考えてみたいと思います。

自閉スペクトラムの「こころのアンテナ」

「友達ができず孤立しがち」「空気が読めず、言われたことを文字通り受けとってしまう」「がんこで融通が効かず、些細なことにこだわって譲れない」などの困りごとを抱えた子どもたちがいます。この子どもたちにはもしかすると、「自閉スペクトラム」があるかもしれません。自閉スペクトラムは、次の二つの特徴をもつ発達障がいです。ひとつめの特徴は「コミュニケーションに必要な情緒の双方向的なやりとりが苦手」ということ、もうひとつは「行動や興味や活動の領域が、範囲が狭く、同じことを繰り返す」ということです。この二つの特徴は、少しぐらいなら誰にでも当てはまる、普通のことかもしれません。しかしその程度が強くて、生活の支障になっている場合に「自閉スペクトラム」と診断しています。

ところで、以前は自閉スペクトラムのことを「自閉症」「アスペルガー症候群」「広汎性発達障がい」など、色々な名前に分類して診断していました。最近は、そのすべてをまとめて「自閉スペクトラム」と呼ぶことになっています。もともと、「スペクトラム」という言葉は、光の波長（色）などが少しずつ変化していく様子を表す言葉です。たとえば、虹の色は赤色から紫色まで、少しずつ移り変わっていきます。同じように自閉症の特徴も、完全に明らかな場合を黒、全くない場合を白と考えてみます。このとき、グレーが少しずつ濃くなって変化してゆく様子が「スペクトラム」です。そして、ある一定濃度以上のグレーがある場合を、まとめて「自閉スペクトラム」と呼ぶことになったのです。

自閉スペクトラムの原因は、正確には不明とされています。しかし、生まれつきの体質の影響が大きい、と分かっています。いったいどのような体質なのでしょうか。ここでは、比喩的な表現を使って説明してみようと思います。

誰にでも生まれつき、こころに「アンテナ」のようなものが備わっている、と考えてみてください(1)。このアンテナは、相手が表情や身体の動きなどを使って発信している「心理的なメッセージ」を受信するためのアンテナです。私たちはこのアンテナを使って、特に言葉はなくても、喜んでいるとか、悲しんでいるとか、怖がっているとか、怒っているとか、相手のこころの状態を感じ取ることができます。

またアンテナには「調律ダイヤル」も備わっています。最近ラジオはあまり見かけないですが、ラジオで電波を受信するときに、ちょうどよく音が聞こえる位置まで、少しずつ回して調節する、あのダイヤルのことです。私たちはこのダイヤルを使って、相手のこころの状態と共

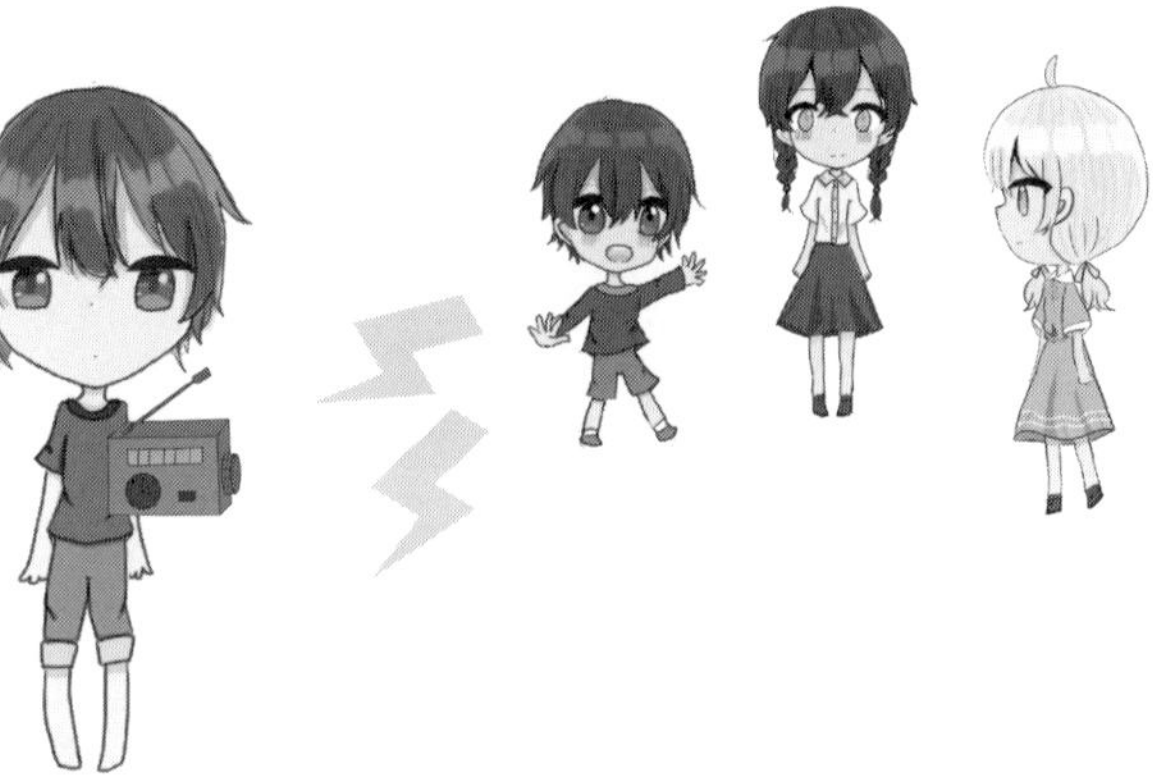

心理的メッセージを感じ取るための，こころのアンテナ

鳴するように、自分のこころの状態を調節しています。この「調律」がうまく行くと、お互いに分かりあえたと感じて、仲よくなることができます。しかし、自閉スペクトラムのある人たちは、この「アンテナ」がうまく機能しないか、通常とは違った独特な働き方をしているようです。

「アンテナ」が全く機能しなければ、相手が怒っていたり悲しんでいたりしても、それには気づかない、ということになってしまいます。そこまで極端ではなく、「アンテナ」は何かを受信しているのだけれども、感受性が少しだけずれている、ということもあります。たとえば、相手の人は、本当はあきれて苦笑いをしているだけなのに、「ウケている」と勘違いして、ふざけすぎてしまう、などということがあります。逆に、「アンテナ」が敏感すぎて失敗するということもあります。たとえば、少しでも相手が「怒っている」と感じたら、過剰に反応しすぎておびえてしまう、などということがあります。

また、「アンテナ」が正しく受信していても「調律」がうまく行かない、ということもあります。たとえば、会合やパーティーなどの場面で、その場の空気を正しく感じることはできたとしても、自分のこころの状態をその空気に調律して、「乗る」ことができない、ということがあります。そして、なんとなく居場所がないと感じたまま気持ちの切りかえができず、コミュニケーションのタイミングを逃してしまう、ということがあります。

お互い分かり合うためには、それぞれが「アンテナ」を活用しつつ、「発信」「受信」のキャッチボールを繰り返す必要があります。このようなやりとりのことを、「双方向的なコミュニケーション」といいます。自閉スペクトラムがあると、この、双方向的なコミュニケーションがうまく行かない、と言われています。

自閉的な生まれつきの感性の特徴

しかし、自閉スペクトラムがある人たちも、彼らなりの感性で、受信したり発信したりという、コミュニケーションをしています。そして、視点を変えれば、じつは自閉スペクトラムのない人たちの「アンテナ」の方が、彼らのメッセージを適切に受信できていないのかもしれません。コミュニケーションはひとりでするものではありません。それが双方向的になるかどうかの責任は「お互い様」なのです。しかし、自閉スペクトラムがある人たちの「アンテナ」は、扱っている電波の種類が、多数派の人たちとは少し違っているようです。そのためどうしても、誤解やすれ違いが多く発生してしまうのです。

では、自閉スペクトラムがある人たちの「アンテナ」は、どのように世界を感じ、体験しているのでしょうか。自閉的感性の特徴を表すひとつの例として、「サリーとアンの課題」と呼ばれているクイズを考えてみます。このクイズは、子どもが「心の理論」という心理機能を身につけているかどうかを査定するために、バロン＝コーエンというイギリスの発達心理学者らが考案したものです(2)。

クイズの内容について、図1-1を参照しながら説明します。左側に立っている女の子はサリー、右側に立っている女の子はアンです。サリーの隣にはバスケットが、アンの隣には箱が置いてあります。二人は最初、一緒にそこで遊んでいました。サリーは、ポケットから大事な宝物のビー玉を取り出して、バスケットのなかに隠しました。そして、サリーは散歩に出かけてしまいました。残されたアンは、バスケットのなかに入っているビー玉を取り出して、箱のなかに隠してしまいました。さて、サリーが帰って来ました。サリーはビー玉で遊びたいと思いました。サリーがビー玉を探すのは、バスケットと箱のどちらでしょうか。

もちろん、サリーはバスケットにビー玉を隠したのだから、探すのはバスケットの方です。しかし、実際にビー玉があるのは箱のなかです。そして、自閉スペクトラムがある人たちは、「サリーがどう思ったか」ということよりも、「ビー玉がどちらにあるか」ということの方が気になるようです。もちろん、彼らも少し考えれば正解が分かります。しかし直感的には、つい実際にビー玉の入っている「箱」の方を答えたくなってしまうのです。

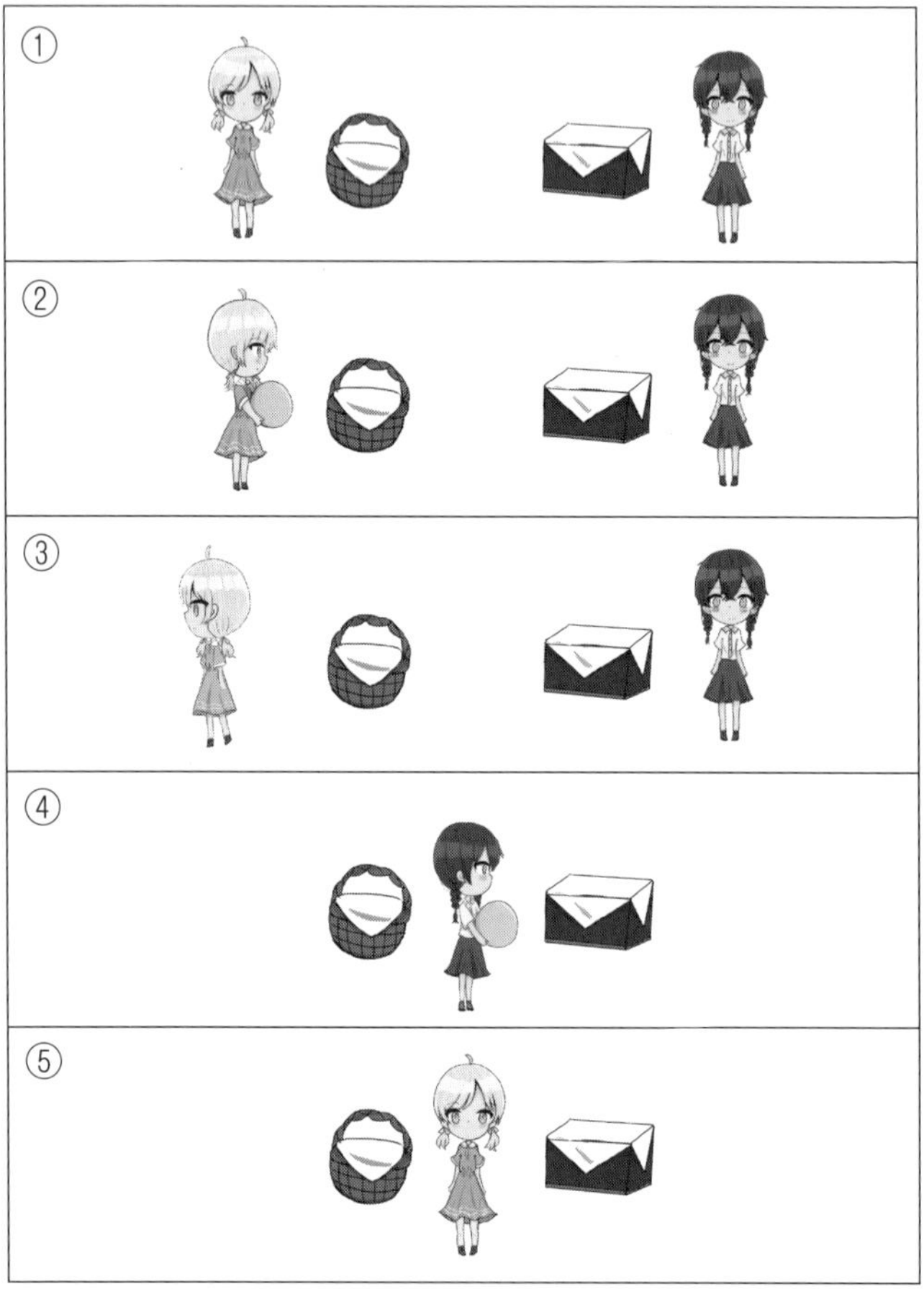

図1-1　サリーとアンの課題

ウタ・フリス著『新訂　自閉症の謎を解き明かす』(2009) を参考にして作成

自閉スペクトラムのある人たちの「アンテナ」は、受信できる情報の性質が多数派の人たちとは異なっています。曖昧な情報より具体的な情報を好み、規則性のある同じような刺激を、繰り返し受信することが得意です。逆に、予想外の出来事や、経験したことのないような感覚が入ってくると、拒絶反応を起こすことがあります。このような、独特な「アンテナ」の性質のために、自閉スペクトラムのある人たちは、「誰がどう思うか」よりも「事実はどうであるか」の方に、より強い興味を抱く傾向があります。「サリーがどう思ったか」という気持ちの状態を、目で見て確認することはできません。一方、「箱のなかにビー玉がある」というのは紛れもない事実です。「ビー玉」には、はっきりした形があって、数を数えることもできます。転がして遊べばいつも同じように転がってくれます。このような具体的な事実の方が、自閉スペクトラムのある人たちにとっては、分かりやすいのです。

ところで、自閉スペクトラムのこのような生まれつきの感性は、一概に悪いことだとも言えません。自閉スペクトラムをもつ人たちは、過去にも現在にも、世界中に、一定の割合では存在していたようです。そして、彼らは歴史のなかで淘汰されることなく、存在し続けています。なぜでしょうか。社会全体が、進むべき道を間違えてしまわないためには、空気を読まずに発信する人たちの存在も必要です。異分子のように思われがちな独特な個性を、認めて共存するということは、社会全体の成熟にとっても必要なことだったのです。

「生まれつき」と「育ち」の相互作用

自閉スペクトラムの特性は、「こころのアンテナ」の、生まれつきの性質によって生み出される、と述べました。しかしこの「アンテナ」は、生まれつきの姿のままずっと変化しないものではありません。子どもが色々な経験をしながら成長発達するプロセスのなかで、「アンテナ」の性質も変化して、生活環境への適応性を高めていくようになっています。

誰でも、楽しい体験をしたらそれが好きになるし、いやな体験をしたら、それが嫌いになるものです。「アンテナ」も、何かの情報を受信したとき、調律と共鳴ができたなら、それは心地よい体験です。そして「アンテナ」は、また同じような情報を受信したいと学習し、感度が高まります。逆に、受信と調律に失敗すれば、雑音ばかりが発生します。それはストレスを伴う不快な体験で、「アンテナ」は、もう同じような情報は受信したくないと学習してしまい、その情報への感度は低下してしまうのです。

誰かのこころと共感したり理解しあったりするという体験は、対人関係の能力が発達するためには重要です。しかし、自閉スペクトラムがあると、その「アンテナ」の独特さゆえに、受信や調律がうまく行かず、すれ違いを繰り返してしまうことがあります。すれ違いを経験することで、対人関係における「アンテナ」の感受性が低下してしまいます。そして、合わせて共感することへの苦手さも、より強くなってしまうことがあります。

また、自閉スペクトラムの「アンテナ」も、何か特定ジャンルの体験では、受信や調律が上手にできるということがあります。そしてそういう体験にはアンテナの感度が高まって、とことんのめり込んでしまいます。しかし、それしか目に入らないほどにその傾向が極端になると、他のジャンルではかえって「すれ違い」が多くなってしまいます。

このように、「アンテナ」は、それを使ったこころのやりとりを繰り返し、その性質を変化させながら発達します。そしてこの発達は、生後すぐの赤ちゃんの時期から始まっています。

赤ちゃんはまだ言葉が分からないので、まずは「アンテナ」を使ってコミュニケーションを始めます。そして、何か困っていることがあると泣き声を発します。その理由は、空腹だったり、眠かったり、退屈していたり、身体の違和感だったり、様々です。このとき、お母さんは「アンテナ」を使って、赤ちゃんの気持ちを感じ取り、慰めようとします。たとえば、抱いてあやしたり、優しく揺すったり、声をかけたりしながら、安心を伝えようとします。そうすると、赤ちゃんも「アンテナ」でお母さんの慰めのこころを感じ取り、穏やかな精神状態へと移り変わっていきます。これが、「アンテナ」を使った、赤ちゃんとお母さんのこころの交流です。また、赤ちゃんにとっては、情緒の安定の基礎となる大切な栄養でもあります。

しかし、もしも赤ちゃんに自閉スペクトラムがあって、「アンテナ」が適切に作動しなかった場合はどうなるでしょうか。赤ちゃんは、お母さんの「慰めの気持ち」と共鳴することができず、混乱と戸惑いだけが生じるかもしれません。たとえば、お母さんの優しい声を怖いと感じてしまったり、抱かれたり揺すられたりしても、逆に不快感を感じてしまうかもしれません。

しかし、誤解すべきでないことは、赤ちゃんはお母さんの「慰めの気持ち」を求めていなかったわけではない、ということです。ただ、受信と調律に失敗して、すれ違ってしまっただけなのです。

ここで、ひとつの「仮想事例」を考えてみたいと思います。あるお母さんは、幼少期を複雑な家庭環境のなかで過ごし、結婚相手にも恵まれませんでした。夫からは繰り返し暴力されたり裏切られたりして、とうとう離婚を決意しました。そのときお腹には、タクヤ君という赤ちゃんが宿っていました。彼女にとって、この赤ちゃんだけが希望の星でした。今までは、誰からも、愛されたり、認められたりすることなく生きてきたけれど、彼女は、この新しい命だけは、自分を裏切ることのない永遠のパートナーだと考えていました。

しかし、タクヤ君は生まれつき過敏性が強くて、育てにくい赤ちゃんでした。授乳させようとしても上手に吸えないし、あやしても泣きやまない、寝かしつけても、ベッドに置いたらすぐに起きて泣き出してしまいました。お母さんは一生懸命でしたが、どこにも、相談に乗ってくれたり、助けてくれたりする人はいませんでした。だんだん、お母さんも疲れてきて、「正直、この赤ちゃんは可愛くない」と思うようになってしまいました。そして、タクヤ君はますます過敏性が強くなり、落ち着きがなく、こだわりが強い子どもになっていったのです。

その後お母さんは、別の男性が現れて、タクヤ君を放置して外出してしまうことが多くなりました。そしてタクヤ君は、育児放棄、すなわち「ネグレクト」の被害児として、児童相談所が保護をして、八歳のときに施設入所となりました。しかし、施設でも扱いが難しいと感じられたので、児童精神科の医師が診察すると、「自閉スペクトラム」と診断されました。それから、タクヤ君はお母さんと面会することはありませんでした。「親子の絆」は子どもの記憶から抹消されつつありました。しかし、思い起こせば、お母さんは最初はタクヤ君に深い愛情を抱いていたはずでした。それなのに、なぜ、こんなことになってしまったのでしょうか。

子どもに発達障がいがあったということは、見落としてはならない重要な理由のひとつです。しかし、原因はそれだけではありません。お母さん自身が育った家庭環境や、夫から受けた暴力などが原因で、こころに傷を負ってしまい、まだ母親になる準備ができていなかったことも大きな影響がありました。それでも、この親子を家族外から支える人が早い時期から現れていたならば、別の結末を迎えていたかもしれません。社会的な支援の不足も重大な問題です。しかしここで強調したいのは、発達障がいも、大きな要因のひとつだったということです。

発達障がいは、子どもが生まれつきもっている性質です。しかし、タクヤ君の場合のように、この性質が「母親の態度」を変えてしまうことがあります。母親の態度は、子どもの発達にとって重要な「環境要因」です。お母さんは、最初はタクヤ君に深い愛情を抱いていました。それがいつの間にか「可愛くない」と感じるようになり、最後はネグレクトになってしまいました。そして、ネグレクトの経験は、タクヤ君の育ちに大きな影響を与えたのです。

さて、提示した「仮想事例」はやや極端な場合です。しかし、もっと一般的な事例でも同じように、「生まれつきの特性」と「育ちの環境」の相互作用は、赤ちゃんの時代にとどまらず、発達の段階が進んでも繰り返され、積み重なっていきます。発達障がいの特徴は、「生まれつき」の特性が出発点となって発生するものです。しかし、それが原因で「育ち」のなかでの経験が歪められてしまうことがあります。その経験も、発達には大きな影響があります。生まれつきの「特性」と、経験によって生じた、二次的、三次的な影響が混じり合って、発達障がいの特徴の全体像は形成されていくのです。

注意欠如多動症（ＡＤＨＤ）について

次に、「注意欠如多動症」という発達障がいについて考えてみます。最近では、ＡＤＨＤという略語が一般に使われているので、こちらが馴染み深いと感じるかもしれません。ＡＤＨＤの特徴は、「注意集中困難」「多動」「衝動性」の三つです。つまり、うっかりの失敗が多くて、落ち着きがなく、思いつきで行動してしまうことが多い、ということです。

ＡＤＨＤの体質的な特徴を比喩的に表現するならば、「こころのブレーキ」に機能不全がある、といえます。これは、何かの行動をする前に、一度は立ち止まって考えるために必要なブレーキで、自制心や我慢する力の源でもあります。「ブレーキ」が作動しないと、思いつくままに、つまり「衝動的に」行動してしまいます。また、脈絡なく動いたり、色々なことに手を出したりしてしまい、落ち着きがなく「多動」に見えてしまいます。「注意集中力」を維持するためにも、「ブレーキ」が必要です。なぜなら、継続して何かに取り組むためには、途中で別のことが気になっても「ブレーキ」を踏んで、最初の注目を維持する必要があるからです。

ところで最近の研究では、ＡＤＨＤの機能不全は、正確には「ブレーキ」の問題だけではなく、「アクセル」や「タイマー」の問題も関係がある、と分かってきました(3)。「ブレーキ」は「止まるべきときに止まる」ために必要ですが「行くべきときに行く」ためには「アクセル」も必要です。この機能が欠如していると、未来への見通しをもって意欲を維持するということが困難となってしまいます。また、「タイマー」の機能不全があると、時間を管理したり、適切なタイミングで行動したりすることが、苦手となってしまいます。しかし、ここではこの「アクセル」や「タイマー」の働きも、「ブレーキ」という言葉に含めて考えています。いずれにせよ、ＡＤＨＤがある人は、周囲の状況に合わせて適切に行動するためのコントロールが苦手です。そして、それは自分の意志ではどうすることもできない体質的な問題なのです。

ところで、誰しもわが身を振り返るなら、もの忘れをしたり、話の最中で気が散ってしまったり、思いつきで行動して失敗したり、という経験は、少なからずあるのではないでしょうか。しかし、年齢相応と比べても「ブレーキ」の性能が明らかに弱い、と判断されたときに、ＡＤＨＤと診断することになっています。

この「ブレーキ」は誰でも幼いときには弱いけれど、成長とともに少しずつ強くなります。身長が伸びるスピードに個人差があるように、「ブレーキ」が強くなるスピードにも個人差があります。顕著なＡＤＨＤがあっても、大抵は、成人する頃にはそれなりには落ち着きを身につけるものです。だから、ＡＤＨＤがある子どもに必要な支援とは、その子どもが、本人にとって適切なペースで成長できるように、環境を整えることだといえます。

ＡＤＨＤの特徴は、視点を変えれば長所に見えることもあります。たとえば、注意集中力の欠落は、裏を返せば「多くのことに関心をもてる能力」と考えることもできます。また、多動や衝動性も「発想が自由で行動力がある」と捉えることができます。彼らの「思いつき」は、ときに画期的なアイデアを生みだしたり、カリスマ的な説得力をもっていたりします。

そういった能力も、その気まぐれさゆえに、十分理解されたり評価されたりしないことがあります。たとえば共同作業で突然新しい「よい」やり方を思いついたとします。しかし、十分な打ち合わせもなく事前の取り決めを無視して行動すれば、その「よさ」も認めてはもらえないでしょう。また、得意分野で優れた能力をもち合わせていても、気分でやる気の差が激しいと、なかなか信用を得たり実績を残したりできないことがあります。「こころのブレーキ」は、数多くある能力のひとつにすぎません。しかしそれが欠落していることで、他の能力がいくら優れていても、それを正当に評価してもらえなくなってしまうことがあるのです。

また、ＡＤＨＤのある子どもたちは「叱られる」という体験をすることが多いです。たとえば学校生活の場面では、教室でふらふら立ち歩いてしまったり、手を挙げずに衝動的に発言してしまったり机の上や部屋の整理整頓ができない、忘れ物が多い、などの様子が目立っていたりします。これらの様子はすべて、先生や大人が子どもを叱るときの理由となることばかりです。しかし、そもそも叱ることの目的は何でしょうか。罰を与えることで、子どもの行動がよくないことだと理解させ、同じ失敗を繰り返さないように、学習をしてもらうことです。ところがＡＤＨＤのある子どもたちは、叱られたからといって体質的な問題が変わるわけではありません。だから、叱られたあとも同じことを繰り返してしまい、さらに厳しく叱られてしまいます。これでは叱られた意味はなく、悪循環となってしまいます。

しかも、ＡＤＨＤがあると「失敗から学ぶ」ことが難しい、といわれています。正当に評価してもらえなかったり、叱られてしまったりなどといった失敗を経験すると、こころには不快な感情が発生します。「失敗から学ぶ」とは、この不快な感情にもいったんは「ブレーキ」を踏んで、前向きな考え方に切りかえるということです。しかしＡＤＨＤがあるとこの「ブレーキ」が適切に作動せず、感情が暴走してしまうことがあるのです。

失敗体験から前向きな学習ができないとき、子どもたちは「その場しのぎ」の方法を使って、目先の苦痛を解消しようとすることがあります。たとえば、すぐにばれるような下手な嘘で叱責を逃れようとしたり、言い訳や反抗を続けたり、破壊的な行動でその場を乱そうとするかもしれません。また逆に、必要以上に自分を責めて抑うつ的になってしまうこともあります。そして、失敗体験に対するこのような反応を繰り返していると、次第にそれが習慣となってしまい、二次的な新たな症状が生み出されてしまうこともあるのです。

一方、ＡＤＨＤのある子どもたちも、成功体験から学ぶことはできます。だから、ＡＤＨＤのある子どもたちに対しては、叱責よりも「褒めて伸ばす」方針の方が成功しやすいです。しかし、彼らのすべての行動を認めて褒めるわけにはいきません。そのため、不適切な行動には、叱るのではなくただ無視をして流したり、危険な行動には、単に止めて安全を守るようにしたりします。このようにして、過剰な叱責を避けるための工夫が必要となるのです。

能力の凸凹と「限局性学習症」

極端な能力の凸凹や、アンバランスを抱えている子どもたちがいます。この子たちにはもしかすると、「限局性学習症」という発達障がいがあるかもしれません。たとえば、文字を書くことが苦手だったり、文を流暢に読めなかったり、文章の内容や行間に込められた意味を理解できなかったり、物事を順序立てて、計画的に取り組むことができない、数の概念が身につかず数学的な思考ができない、記憶力はよいのに人の顔だけはどうしても覚えられない、など、様々な「苦手さ」の種類があります。全体的な知能の発達は正常で、一見すると「普通の人」に見えるのに、苦手な領域については驚くほど「てんでだめ」となってしまうのです。

なぜこのようなことが起きてしまうのでしょうか。コンピュータにはハードディスクやメインプロセッサ、一時記憶メモリなど、たくさんの部品があって、それぞれが分業しながら、複雑な演算処理をこなしています。同じように人間の脳にも、たくさんの専門的な領域（システム）があって、協力や分業が行われています。そしてもし、どこかのシステムに部分的な機能不全があれば、その担当分野に関連した作業で「苦手さ」が発生してしまうのです。

脳の複雑な機能分担については、その全体像が十分解明されたわけではありません。しかし、ここでは一例として、「ワーキングメモリ」というシステムについて考えてみます。このシステムは、見聞きした情報を処理するための「作業づくえ」のようなものです。たとえば、机の上に色々な食材が置いてあるとします。そうすれば、それを見ながら、どんな料理を作ろうかと考えることができます。しかし、食材が冷蔵庫のなかに入っていて直接見えない場合はどうでしょうか。それでも私たちの脳はワーキングメモリでそれを覚えていて、イメージのなかで料理の計画を立てることができるのです。

ワーキングメモリが処理する情報の内容には、様々な種類があります。人の顔や風景などを認識しているときは、「視覚的ワーキングメモリ」で処理が行われています。一方、話し声を聞き分けたり、音程や音色を判別したりするときは、「聴覚的ワーキングメモリ」が活躍しています。ワーキングメモリを使って一度に処理できる情報の量には個人差があります。また、情報のジャンルによって、処理能力に、得意・不得意があります。たとえば、抽象的な概念の情報処理が得意な人もいれば、電車の種類や国旗のマークのようなカタログ的情報の処理が得意な人もいます。

では、ワーキングメモリと、学習における色々な苦手さとは、どのように関連しているのでしょうか。例として、「文字を書く能力を身につける」という学習のプロセスを考えてみます。最初に、書かれた文字を見て、視覚的なワーキングメモリを使いながら情報処理をして、形の特徴を認識します。次にそれを再現するために、手の筋肉を動かす必要があります。このとき、自分が書こうとしている文字を視覚を使って確認しながら、手の動きと視覚的な情報が連動するように、脳内では複雑な調整が行われています。そして、この一連の動作を、ひとつのまとまった情報として、脳の記憶領域に書き込んでいきます。ひとことで「書字が苦手」といっても、これらのどの段階に機能不全があるかによって、苦手さの意味は異なっています。そして、苦手の克服のためには、その意味を理解することがしばしば重要になります。

ワーキングメモリの性能と感情の状態には深い関係があります。ワーキングメモリの容量が不足すると、目的の作業を適切に処理できないだけではなく、まるでコンピュータがフリーズするように、脳全体の働きが混乱して、感情が不安定になってしまうことがあります。たくさんの仕事を抱え込んで、処理能力を超えそうになったときに、パニックになったりイライラしてしまったりした、という経験は、誰でも一度や二度はあるものです。逆に、感情が不安定になるとワーキングメモリの容量も低下します。たとえば、落ち込んでいたり、何か気になることがあったりすると、注意力も散漫になってしまいます。そして、もともと苦手だった活動はさらに苦手となり、失敗の悪循環が発生してしまうのです。

ワーキングメモリの容量は、経験や学習によって変化したり成長したりするものです。生まれつき人よりも苦手な活動であっても、適切な方法で多くの時間をかけて練習すれば、ある程度の克服は可能です。また、苦手だからといって、それを避けて全く取り組んだり練習したりしなければ、生まれつきの苦手さに経験不足の影響も重なって、苦手さはさらに拡大してしまいます。しかし、苦手を気にするあまり、無理な圧力をかけて克服しようとすれば、ワーキングメモリが容量オーバーを起こしてしまう可能性があります。頭脳はフリーズして不快な感情が発生し、それがトラウマとなってしまうこともあります。そして「二度としたくない」と思うほど、練習が嫌いになってしまうのです。

知ることから解決することへ

日常的な普通の困りごとに、診断名という大げさな言葉がつくことには、違和感を感じる、という人がいるかもしれません。たとえば「書字障がい」という発達障がいがあります。これは「限局性学習症」のひとつで、他の分野では正常な能力が育っているのに、どうしても文字だけが上手に書けない、という障がいです。しかし、日常生活で周囲を見回せば、とても読めたものではないという文字を書く人はたくさんいます。ただ字が汚いというだけで「障がい」と言ってしまうのは、少し極端な感じがします。

しかし、ただ文字を上手に書けないというだけで、学校や社会で厳しい評価を受けてしまうことがあります。たとえば、本当は理解できていることでも、理解できていると認められなかったり、苦痛なやり直しを強要させられたりすることがあります。そんなことが繰り返されたなら、本人の意欲は低下し、さらには将来への希望を失ってしまうかもしれません。このように、その人が抱えている部分的な苦手さは、自尊心とか人生観のような、より大きな問題へと発展してしまうことがあります。発達障がいを診断する目的のひとつは、このように、「部分」の苦手さが、「全体」の問題へと拡大してしまうのを防ぐことにあります。

発達障がいを抱えて生きるということは、色々な失敗やトラブルを経験してしまう可能性を高めてしまいます。そしてその失敗やトラブルは、トラウマとなってしまうことがあります。

よくある問題は、自分の個性を、「悪いもの」「恥ずかしいもの」と思い込んでしまうということです。そして、自分の存在そのものがトラウマであるということは、とても深い生きづらさにつながってしまいます。このような生きづらさを解消するためには、苦手さも含めたありのままの自分について、理解を深め、受け入れて、自分らしい活躍の道を発見するということが必要です。発達障がいによる苦手さは、「部分」であり「全体」ではありません。それどころか、「弱点」のように見えていた独特な個性も、視点を変えれば「長所」のように見えることさえあるのです。

しかし、生きづらさの渦中にいるときには、こころの余裕が失われています。そして余裕がないと、想像力を働かせながら自己理解を深めたり、柔軟に視点を変えながら前向きに切りかえたりすることが難しくなってしまいます。また、特に自閉スペクトラムのある人たちは、しばしば一度思い込んでしまうと、考えを修正することが苦手です。そして、失敗を経験すると忘れることができず、そのことにこだわり続けてしまうことが多いのです。

しかし、発達障がいという知識があれば、今までは漠然としてよく分からなかった生きづらさの理由に、診断名というはっきりとした形が与えられます。そのことが、発想を切りかえて解決するための、きっかけとなる可能性もあるのです。

発達障がいによる苦手さの原因は体質的なことです。したがって、それを一朝一夕に克服することはできません。しかし、少しの理解と配慮があれば、苦手さによる「困りごと」は、解消できることがあります。苦手なことは認めて、遠慮はせずに助けを求めればよいのです。

また、苦手さそのものを克服することもある程度は可能です。そのためには、その人の年齢や立場から「できて当たり前」とみなすのではなく、現状に合わせた適切な目標を定めることが必要です。「苦手であること」は「不可能であること」とは違います。特性にあわせた、無理のない方法で取り組むことで見えてくる「可能性」もあります。それにはまず、自分が抱えている苦手さについて知り、受け入れるということが必要なのです。

発達障がいとトラウマ

発達障がいは、生まれつきの脳の体質によるものであり、親の育て方や環境などが直接の原因ではありません。しかし発達障がいがあると、育ちのなかで失敗や挫折を経験しやすくなります。その経験は、子どものその後の発達にも影響を及ぼします。この影響の蓄積は、もともとあった体質の影響と相互作用しながら、発達障がいの特徴は次第にはっきりしたものになっていきます。つまり、発達障がいの最初の原因は「生まれつき」だとしても、その特徴が顕在化するプロセスでは、「育ちの環境」からも、大きな影響を受けているのです。

一方、強すぎるトラウマを経験したり、養育者から十分な世話や保護を受ける機会がなかったりして、育ちの環境が極端に劣悪だった場合には、そのこと自体も、発達障がいと同等な問題を生じさせ得るということが分かってきました。かつて、東欧の独裁国家の乳幼児施設で、劣悪な環境で育った子どもたちが、独裁体制の崩壊をきっかけに大量に保護されて、西欧諸国の里親たちによって養育されたということがありました。この子どもたちの育ちの様子を追跡した研究によって、どうやらトラウマそのものが、発達障がいとほとんどかわらないような、脳機能の苦手さを発生させ得るということが分かってきたのです(4)。

「生まれつき」の発達障がいによる問題と、「育ちの環境」でトラウマによって発生した問題の両方が、混在しているということもあります。たとえば、臨床実践の現場からは、虐待の被害が原因でトラウマを経験した子どもたちの多くが、「発達障がい」としての診断にも該当する状態であった、という指摘があります(5)。つまり、生まれつきの発達障がいによる問題が、トラウマの影響で増幅され、解決の難しい重度の困りごとを抱えていたのです。

このように、発達障がいによる問題とトラウマの影響は、混在して区別ができないことがあります。そのような子どもたちを、私たちはいったいどのように理解して支援すればよいのでしょうか。発達障がいとトラウマのどちらが原因だとしても、発生してくる苦手さには、似たような性質があります。そして、私たちの目的は「解決」であって、犯人探しではありません。ですから、結果として、発達障がいと同じような苦手さが発生しているのなら、仮にその原因がトラウマかもしれないという疑念があったとしても、あえてその原因には触れる必要はないのかもしれません。なぜなら、トラウマを蒸し返したとしても、いまさら「過去」を変えることはできないからです。しかし本当に、それだけでよいのでしょうか。

子どもたちは、日常的な「子育て」を受ける経験のなかで、トラウマを負ってしまった可能性があります。そこにはもしかすると、大人にとって不都合な事実が隠されているかもしれません。そのため、発達障がいとトラウマが混じり合った事例では、子どもの扱いづらさだけが強調されて、トラウマが原因で発生した問題もあるということが、見逃されていることがあります。そして、すべては発達障がいによるものだと見なされて、発達障がいのみの診断によって、治療や介入を受けているということは、その良し悪しは別として、実際にはよくあることです。それでもそれなりには、支援は成立してしまうのです。

しかしだからといって、トラウマの影響をなかったことにできるわけではありません。たしかに、発達障がいとトラウマの両者は、介入の方法には本質的な違いはないのかもしれません。しかし、トラウマを考慮しないと、介入の順序やタイミング、さじ加減のバランスなど、微妙なところでの判断を間違えてしまうことがあります。それでは、支援の「体裁」だけは整っていても、「こころが通った」という感覚は生み出されず、形式的な支援となってしまうことがあります。そして、支援の前提となる信頼関係を構築できず、安心で安全な生活環境を整えることすら、難しくなってしまうのです。

では、トラウマを知ることで、それをどのように支援に活かすことができるのでしょうか。加害者を特定して復讐すればよいのかというとそうではありません。その答えを見つけるためには、まずは、トラウマによって、脳でどのような問題が発生し、なぜ困りごとが起きてしまうのかという、背景を理解することが必要なのです。

第二章　トラウマと感情を生み出す「脳」の仕組み

七つの基本的な「情動回路」について

トラウマとは、強すぎる苦痛な感情を経験したことが原因で、感情をコントロールするための脳の仕組みが、正常に作動しなくなってしまった状態のことです。もともと「トラウマ」という言葉は、「傷」を意味するギリシア語で、「こころの傷」というよりは、むしろ「身体的な外傷」を表す言葉として使われていました。しかし、身体が外傷を負ってしまうのと同じように、こころも強すぎる苦痛を経験すると、その傷が残ってしまうということがあります。しかもこころのトラウマは、身体的な外傷とは異なり、その傷を目で見て確認することができません。そのためトラウマによって生じる困りごとは、しばしば分かりづらく、誤解を受けてしまうことが多いのです。

トラウマがあると、様々な精神的な症状が発生します。それを解決するためには、背景にある、本人からは語られることのない、目には見えないこころのなかでの出来事を理解することがとても重要です。そうすれば、トラウマを負ったこころと「つながる」ことがしやすくなります。そして、それだけでも、癒やしのプロセスが動き出すこともあるのです。

トラウマがあると、「感情」を適切にコントロールできなくなってしまうことがあります。ではいったい、なぜトラウマは発生してしまうのでしょうか。この疑問を解決するために、ここでは脳科学の助けを借りて考えてみたいと思います。特に、感情についての脳科学に注目します。なぜなら、脳が感情を生み出す仕組みを知れば、トラウマによってそれがどのように破壊され、どんな問題が生じるかについても、理解することができるからです。

ところで、「感情」は、いったいなぜ存在するのでしょうか。進化の歴史を振り返れば、感情は、動物たちが生命の安全を守るために生まれた、と考えることができます。エストニア出身の神経生物学者で「感情神経科学」の創始者であるヤーク・パンクセップは、人間と、人間以外の哺乳類、そして多くの鳥類は、ほぼ同じような感情を経験していることを脳科学的に明らかにしました(1)。パンクセップは、人間や動物の脳には、共通する七つの基本的な「情動回路」が存在していることを示しました。この情動回路とは、安全や生命の維持に関わる様々な場面において、動物たちに本能的な「情動反応」を引き起こす脳の仕組みのことです。多くの動物たちには、手や足があったり、目や鼻や口があるように、共通の身体の部品が備わっています。同じように動物たちは、共通した情動回路を生まれつきもっているのです。

表2-1　パンクセップの７つの基本的な「情動回路」

Panksepp, J & Biven, L. 2012. *The Archaeology of Mind: Neuroevolutionary Origins of Human Emotions*. W.W.Norton & Company を参考にして作成

情動回路の名前	発動の条件	発動により生じる反応	本書での掲載頁
「探索」SEEKING	欲求不満 好奇心をそそる刺激 養育者からの自立	探索行動への意欲 報酬への期待感 達成による満足	32 38 76
「怒り」RAGE	強い欲求不満 期待感の裏切り 過去の怒りを想起	闘う 威嚇する 復讐する	33 39 76
「恐怖」FEAR	危険の襲来 相手の方が強い 過去の恐怖を想起	固まる 緊張する 逃げる	33 37 46
「情欲」LUST	発情期の到来 フェロモン 性的な魅力	異性へのアピール 性的な刺激への欲求 性別を意識した行動	188
「世話」CARE	妊娠と出産 世話をした経験 別離の鳴き声	世話して慰める 子どもを心配して探す 再会の喜び	60 86 107
「別離・悲嘆」PANIC/GRIEF	養育者の喪失 群れから離脱 愛されない実感	動物が親を呼ぶ鳴き声 寂しさや嫉妬心 喪失による悲しみ	60 66 86
「遊び」PLAY	ストレスがない くすぐりや身体接触 闘いごっこ	攻撃と和解の反復 笑いと快楽 相手が味方だと思う	124 169

パンクセップは７つの「情動回路」を，耳慣れない難解な専門用語でなく，イメージしやすい日常の言葉を使って命名しました。それが通常の意味ではなく「情動回路」を意味することを明確化するため，原文では，「情動回路」の名前を「大文字」を使って表記しています。本書では「 」つきの日本語で表記しました。

パンクセップは七種類の情動回路の性質を明らかにして、名前をつけました。表2-1には、それぞれの情動回路がどんな状況で発動し、どんな変化を心身に与えるのかという特徴についてまとめてあります。たとえば「恐怖」という名前のついた情動回路があります。この情動回路は、危険を察知したときに、自動的に緊張感を高めたり逃走の準備をしたりするための情動反応を引き起こします。この反応は本能的なものであり、「感情」というよりはむしろ、「寒さ」や「痛み」のような「感覚」に近いものです。そしてこの情動反応が、より深い意味をもった「感情」を生み出すための基礎となっています。

情動回路は、成長や発達のプロセスで後天的な学習によって形成されるものではなく、人間や動物が共通の身体の部品として生まれつきもっているものです。そのため、トラウマを経験しても発達障がいがあったとしても、その基本的な性質が相違することはありません。ですから、情動回路の性質を理解していれば、たとえ相手がどのような人であっても、そのこころで体験している情動や感情を、予想したり想像したりすることがしやすくなるのです。

動物たちの「感情」に学ぶ

野生の動物たちが暮らす森のなかには、水や食べ物があり快適に過ごすことのできる空間があります。しかし同時にそこにはたくさんの「敵」が潜んでいて、食うか食われるかのせめぎあいのなか動物たちはなんとか生き延びています。生き残るために、動物たちは「情動回路」

を適切に発動させながら、生命維持に必要な行動を取ることができます。その仕組みを理解するために、ここでは、「ある森のなかでの出来事」を想像しながら考えてみたいと思います。

その森には、一頭の狐がいました。この狐は、もう何日も食事をしておらず、お腹をすかせていました。そして、何か食べるものはないか、と森のなかを探索していました。動物たちは、「探索」という情動回路の働きにより、生活の欲求を満たすために、見知らぬ世界に好奇心を抱き、探索してよいものを発見したときには快楽を感じるようにできているのです(2)。

さて、狐は一匹のうさぎを見つけました。うさぎはリラックスして、草を食べていました。狐は、うさぎに気づかれないように気をつけながら、静かに、静かに、近づいて行きました。このとき、狐の幸福感は最高潮に達していました。「探索」の情動回路の働きによって、動物の脳がより強い快楽を感

感情は動物たちが「いのち」を守るために生まれた

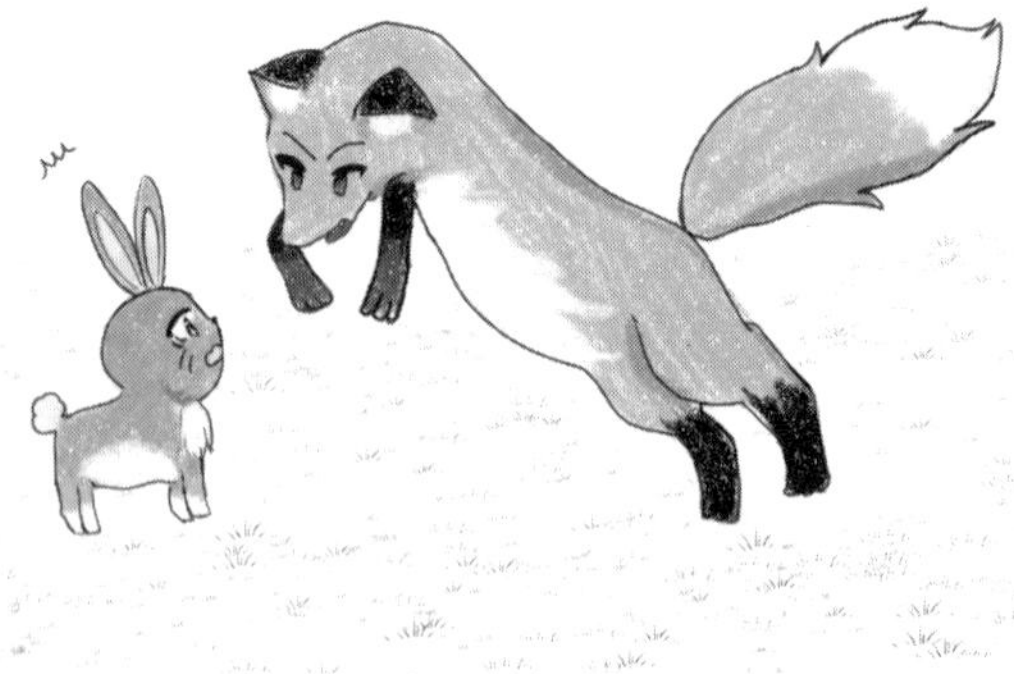

食べるために探索する，逃げるために怖がる，権利を守るために怒る…

じることができるのは、獲物を手に入れたその瞬間ではなく、今にも獲物を手に入れようとして「期待感」を抱いているときだ、ということが分かっています。これからこのうさぎを仕留めて、久しぶりのごちそうにありつくことに想像をめぐらせていると、それだけでよだれがとまらず、こころがワクワクしてしまうのです。

しかしこのとき、狐はうっかり油断をして、木の枝を揺らして音を立ててしまいました。耳のよいうさぎはその音に気づいて振り向きました。そしてうさぎと狐は向かい合うことになりました。この瞬間、うさぎのこころでは、情動回路による強い反応が起きていました。

じつは、このうさぎはまだ幼くて、狐を見たのはこのときが初めてのことでした。しかし本能的に、狐が自分の「敵」であることを理解しました。多くの動物は、種族に対する「天敵」について、生まれながらに、それを警戒する仕組みを脳に備えているのです。そしてうさぎの脳は危険を察知して、「恐怖」という情動回路を発動させました。この情動回路の働きにより、うさぎは一瞬は驚いて固まってしまいましたが、次の瞬間には、生き残るための行動をとるべく、こころと身体への「緊急事態宣言」が発令されました。集中力は最大限にまで高まり、心臓の動きも早まって全身の筋肉に大量の血液を送りました。そして「逃げる」という行動のために、もてる力のすべてを注ぎ込んだのです。

一方、狐は怒りました。久しぶりのごちそうを目前にして、期待感も最大限に高まっていたのに、ごちそうは逃走を始めたのです。狐の脳では「怒り」の情動回路が発動しました。なぜなら、この情動回路は、「探索」の情動回路が、当然の権利として期待していた報酬が失われたときに、発動するようにできているからです。そしてその報酬を奪い返すための闘いに駆り立てるため、「怒り」は全身に戦闘開始を発令しました。狐はこの脳からの司令に従って、物凄い剣幕でうさぎを追いかけ始めたのです。

さて、幸運にも、うさぎは狐の追及を逃れ、茂みの影にあった巣穴の入り口までたどりつき、地面の奥深くまで逃げ込むことができました。そして次の日も、特別なトラウマ性の症状が出現することもなく、うさぎは今までと何ら変わらない日常を過ごしました。しかし、うさぎは二度とあの狐に襲われた草むらに近づくことはありませんでした。また、「木の枝が揺れる音」のような、危険を知らせる情報には、より敏感に反応するようになったのです。

三つの層から成る「脳」の働き

人間が、強すぎる恐怖を体験したときには、トラウマが生み出されてしまうことがあります。ではいったい、どうしてこのうさぎは、命の危険に曝されるような恐怖を体験したのにもかかわらず、トラウマを生じさせることなく、乗り切ることができたのでしょうか。その理由は、このうさぎは生命の安全を守るために、生まれつき脳に備わっていた感情の仕組みを、正常に発動させて、完了させることができたからです。

トラウマについて理解するために、この正常な感情を生み出している、脳の仕組みについて考えてみましょう。感情はいったい、脳のどの領域で生み出されているのでしょうか。図2－

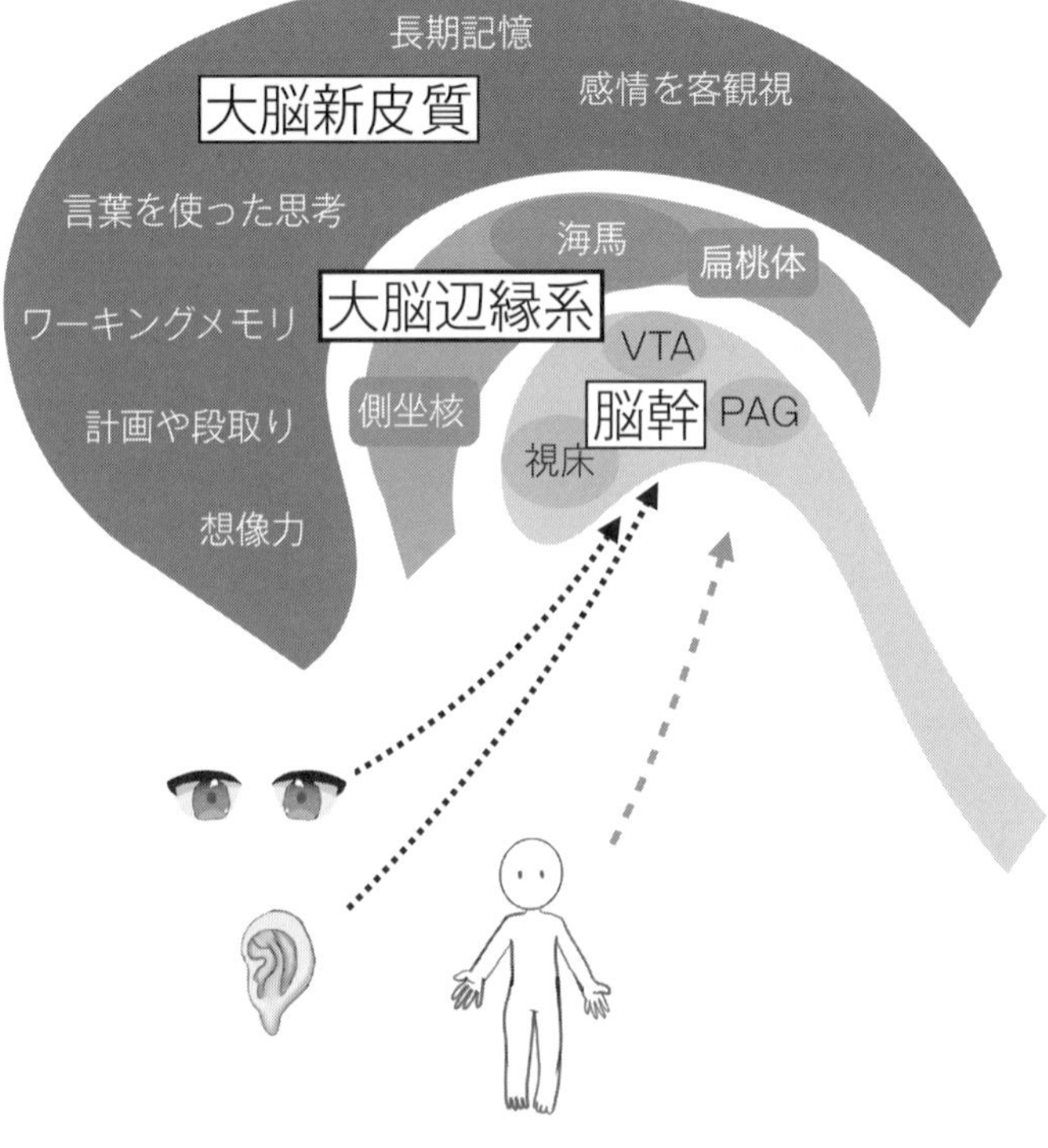

脳の働きは複雑で多様ですが，脳幹・大脳辺縁系・大脳新皮質という，3つの「層」に分けて理解することができます。このうち，視覚や聴覚，皮膚の感覚などを使って，身体の外部からの情報を最初に処理するのは，最内側にある脳幹の役割です。

図2-1　三層構造から成る脳の働き

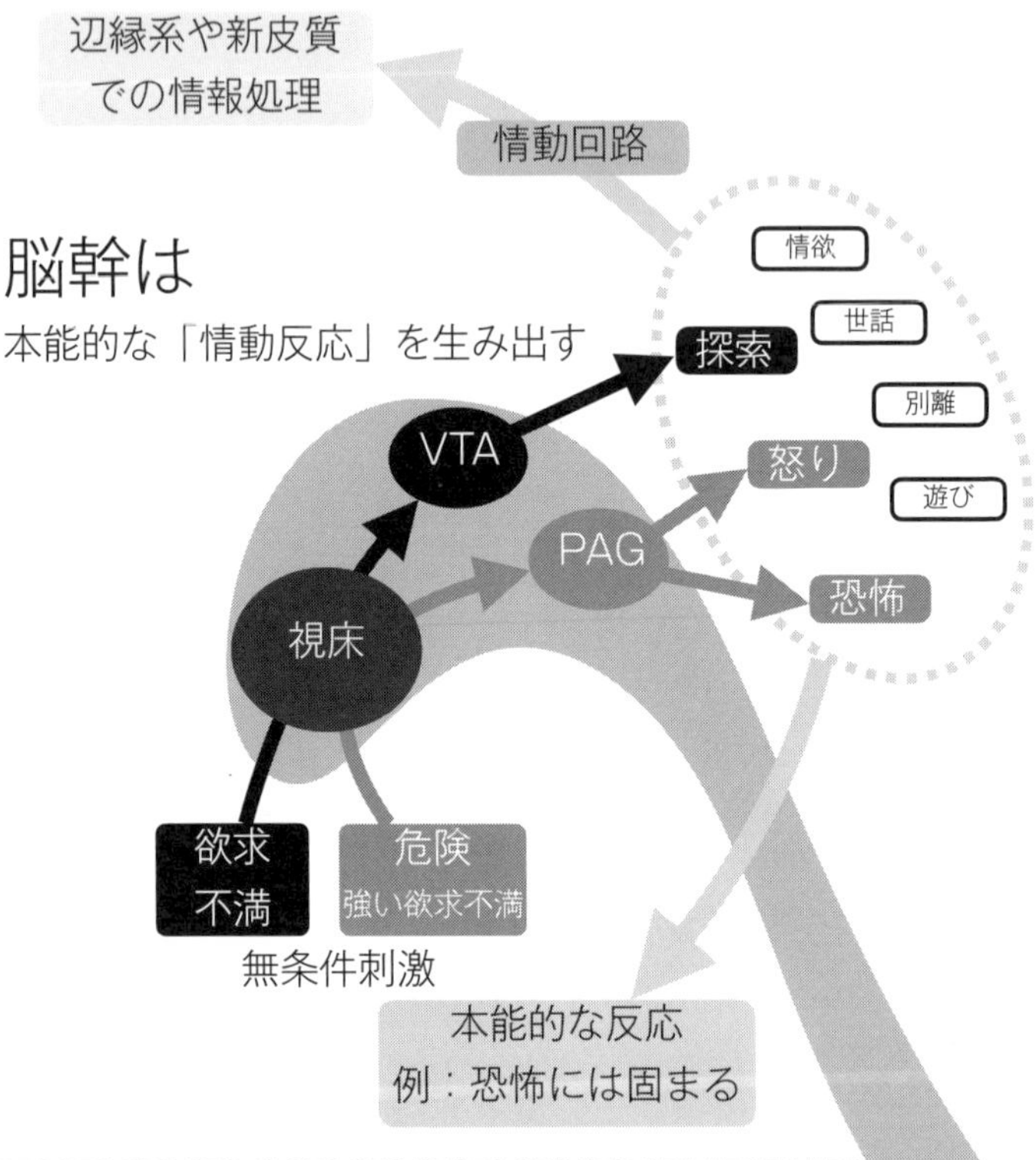

脳幹が受けとった情報は，視床で処理されてからVTAやPAGなどに送られ，「情動反応」が生み出されます。VTAは中脳黒質にある腹側被蓋野（ventral tegmental area）という領域で，探索への意欲を高めるドパミンという物質を放出しています。また，PAGとは中脳水道周囲灰白質（periaqueductal gray）のことで，すべての情動回路を統合する感情の発信源として知られています。

図2-2　脳幹が生み出す本能的な情動反応

1は、感情を生み出している脳の働きを、大雑把に「三つの領域」、すなわち、「脳幹」「大脳辺縁系」「大脳新皮質」に分類して理解しようとしています[3]。脳は進化の過程で、内側から外側に向かって新しい機能が積み重なるように発達してきたと考えられています。そのため、脳幹を「爬虫類脳」、大脳辺縁系を「哺乳類脳」、大脳新皮質を「人類脳」と呼ぶことがあります。この三つの領域は役割分担をしながら連動しています。内側の「古い脳」ほど本能的で外側の「新しい脳」ほど理性的です。そして感情には、本能と理性の両方が作用しています。

感情の源泉となる本能的な情動反応は、最も中心部にある「脳幹」から発信されています。脳は、視覚や聴覚や皮膚の感覚などを使って、身体の外側の世界から取り入れた情報を、まず、脳幹で受けとります。さきほど登場した森のうさぎは、木の枝の音を聴覚で認識し、嗅覚と視覚を使って狐の存在を察知しました。これらの情報は、まず脳幹に送られて処理され、脳幹は、本能的な反応としての「恐怖」の情動を発動させました。

脳幹には、特に経験や学習がなくても、本能的な情動反応を引き起こすという役割があります（図2-2）。たとえば、もし過去に何かの危険を経験したことがあれば、それと似たような状況で、恐怖を感じることがあります。これは経験や学習に基づいて「条件づけ」された反応です。しかし脳幹には、そのような「条件づけ」がなくても、生まれつき危険を理解していて、本能的な情動を発生させるメカニズムが備わっています。

たとえば、実験室のラットは、捕食者であるネコの毛の臭いを察知すると、「恐怖」の反応を示すということが明らかになっています。このラットは実験室で育ったので、いまだかつて本物のネコとは出会ったことがありません。にもかかわらず、本能的にネコの臭いに反応して「恐怖」を感じることができます。また、電気的な刺激を用いた実験や、脳機能の一部を失った動物の観察などによって、「大脳新皮質」や「大脳辺縁系」によらずとも、「脳幹」だけでも、原始的な「恐怖」の情動は発生する、ということが分かっています(4)。

脳幹から生み出されるこの原始的な「恐怖」の情動は、直接的な反応としては、動きが止まり「固まる」という身体的な変化を生じさせます。これは、爬虫類などがしばしば採用している、捕食者から身を守るための方法です。たとえば、爬虫類の一種であるカメレオンは、身体の動きを止めるだけではなく、皮膚の色も環境に近づけて変化させ、捕食者が自らの存在に気づくということを、阻止しようとしています。また、亀は危険を感じると、甲羅のなかに頭や手足をしまい込んで、動かなくなることによって、捕食されることを防ごうとしています。

「ストレスシステム」とその役割

しかし、このような脳幹の原始的な反応だけでは、変化に富んだ実際の生活では、すべての危険に確実に対処することはできません。そこで、哺乳類や鳥類は「大脳辺縁系」を発達させました。その役割は、「情動」についての経験から学習して、未来の行動を変化させることです。

動物が生きていくためには、食べ物や安全な居場所などが必要です。これらの必要が満たされていないときには、動物は「探索」という情動回路の働きによって、その欲求を満たすための探索をします。探索行動によって何かよい結果を得たときは、それを「報酬」として、その行動を繰り返します。一方、探索行動によって何か危険に遭遇したときには、それを「罰」として、その行動は繰り返しません（図2-3）。

大脳辺縁系のうち「側坐核」と呼ばれる領域は、「報酬」を通しての学習に関与しています。探索して報酬を発見すると、側坐核は全身に、快楽や意欲を与えるためのシグナルを発信します。そして、その報酬をもたらした行動を繰り返すための学習が成立するのです。

ところで、側坐核が最も強くこのシグナルを発信するのは、報酬を得て欲求不満を解消できたその瞬間ではありません。あの、うさぎを捕まえ損なった狐もそうだったように、人間や動物の脳は、「これから、うさぎを捕まえて食べる」という未来の報酬を想像しながら、期待感を抱いているときの方が、より強く快楽を感じるようにできています。だから受動的に報酬を与えられたときよりも、自分で探索して報酬を得たときの方が、より強い満足を得ることができるのです。また、その方が学習の効果も大きくなります。一方、期待感が裏切られ報酬が失われたときには「怒り」という、別の情動が発生するようになっています。

一方、大脳辺縁系のもうひとつの重要な領域である「扁桃体」は、「報酬」となる経験や「罰」となるような経験の繰り返しから、相手が自分にとって危険な存在、すなわち「敵」であるのか、安全な存在、すなわち「味方」であるのか、という関係性を学習します。そしても し、目の前に「敵」が現れたときには、扁桃体は全身に対して「ストレスシステム」の発動を司令します。「ストレスシステム」とは、全身への「緊急事態宣言」のようなものです。

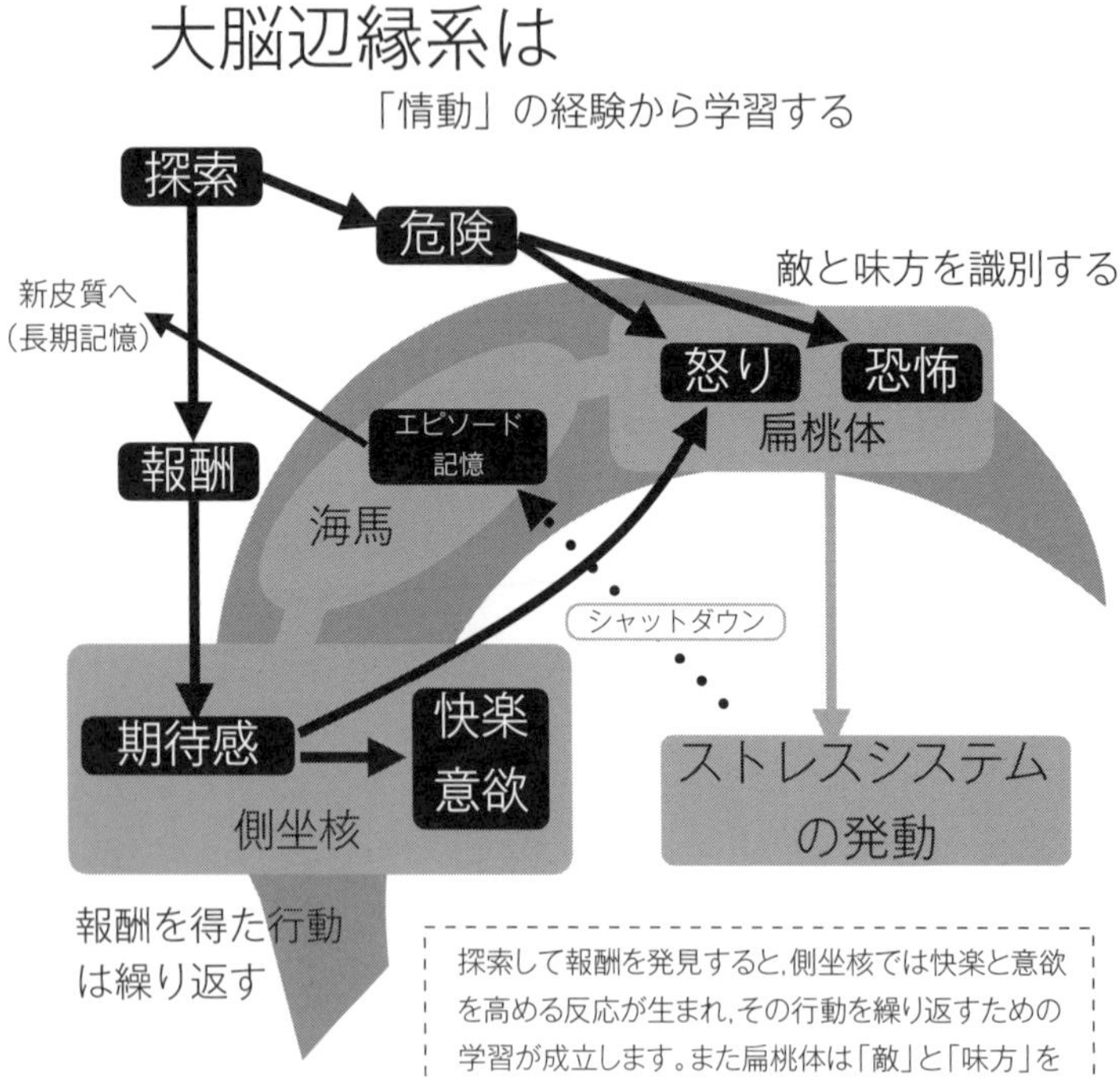

探索して報酬を発見すると，側坐核では快楽と意欲を高める反応が生まれ，その行動を繰り返すための学習が成立します。また扁桃体は「敵」と「味方」を識別します。そして「敵」を察知すると，「闘うか逃げるか」の緊急行動に駆り立てるため，「ストレスシステム」を発動します。海馬は体験の事実とそのときの感情とを結びつけ，「エピソード記憶」が作られます（p.44）。「ストレスシステム」の反応が強すぎると，海馬の働きは抑制されてしまいます（トラウマ記憶:p.51）。

図2-3　大脳辺縁系による学習と「ストレスシステム」

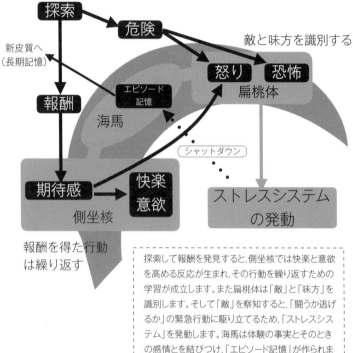

「ストレスシステム」が発動すると、「闘うか逃げるか」という緊急の行動に駆り立てるために、こころと身体には、様々な生物学的な変化が発生します。そして、扁桃体から視床下部、下垂体、副腎へとリレーのようにシグナルが伝わって、「ストレスホルモン」の分泌が促進されます。また、「交感神経系」が活性化されて、全身の機能が「今を生き残ること」に専念するために総動員されます。心臓や呼吸の働きは活性化され、全身の筋肉に大量の血液と酸素を供給します。胃腸の働きは抑制されます。脳では、当面の窮地を乗り切るための短絡的な判断にすべての集中力を注ぎ込む反面、生死の行方に無関係な不要不急の案件は、意識の外側へと追いやられてしまいます。

森のうさぎが狐を発見したときにも「ストレスシステム」が発動していたと考えられます。最初は一瞬、脳幹の反応により固まってしまいましたが、すぐに大脳辺縁系がいくつかの重要な判断を下しました。それは、今を生き残るために必要な、相手が「敵か、味方か」、自分よりも「強いか、弱いか」という、関係性についての判断です。そしてその判断に基づいて、「闘うか、逃げるか」という、どちらかの行動を選択します。闘う場合は「怒り」の、逃げる場合は「恐怖」の情動が発生します。うさぎは、狐は「敵」であり、自分より強くて、闘っても勝ち目がないと判断しました。幸い、巣穴までの経路は熟知していました。そして、うさぎは全身の能力をすべて動員して、「逃げる」という行動に踏み切ったのです。

さて、私たち人間が経験する「ストレス」も、本質的には、動物たちが敵と遭遇して発動させる「ストレスシステム」の働きと同じです。しかし人間は、大脳新皮質を高度に発達させ、

大脳新皮質が織りなす
「もうひとつの世界」にも「敵」は潜んでいる

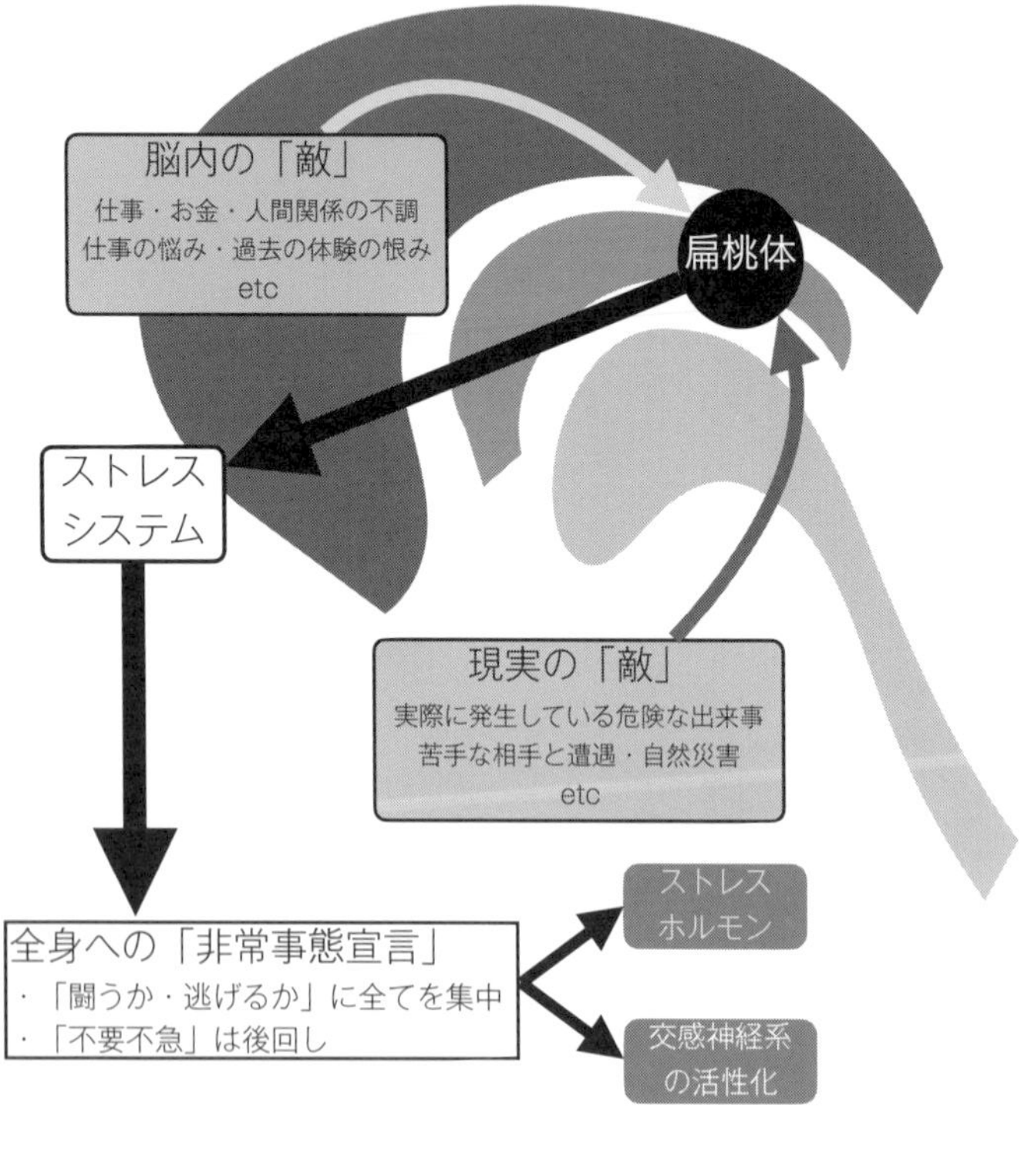

図2-4　脳内の「敵」・現実の「敵」とストレスシステム

複雑な思考を展開しています。そのため人間は、多種多様な原因でストレスを感じます。将来への不安や、お金の問題、仕事の悩み、人間関係の不調などはストレスの原因となります。現実世界で実際に何かの「事件」に遭遇しなくても、脳内で展開される、想像や思考が織りなすもうひとつの世界に「敵」を発見したときにも、人間はストレスを感じるのです（図2-4）。

ストレスの原因となるような何かがあるとき、その意味を理解するのは、大脳新皮質の役割です。しかし、理解された意味のなかに「敵」が潜んでいたときには、その情報は脳幹や大脳辺縁系のレベルで処理され、「ストレスシステム」が自動的に発動してしまいます。「ストレスシステム」の発動を、自分の意志の力で完全に制御することはできないのです。

ほどほどのレベルで「ストレスシステム」が活動しているということは、生きていくためには必要なことです。誰でも、慣れ親しんだ家族や友人などと一緒にいるときは、リラックスして警戒心も緩んでいます。しかし、危険な作業に取り組んでいるときや、これから大勢の前で話をしようとしているとき、大好きな異性に初めて思いを打ち明けようとしているときなどでは、心臓がドキドキして、緊張感が高まるものです。

このとき、こころは「失敗が許されない」と感じていて、何か目に見えない「敵」と闘っているときと同じような状態になっています。そして「ストレスシステム」は、今、向き合っている「敵」との闘いに意識を集中させ、不要不急の活動はとりあえず後回しにするように、こころと身体に非常事態宣言を発令します。このようにして、「ストレスシステム」は、当面のミッションを遂行すべく、ほどほどに緊張感や集中力を高めてくれるのです。

一方、人生の修羅場のような危機に見舞われたり、学業や仕事で絶体絶命のピンチに追い込まれたりして、「ストレスシステム」が非常に強く活性化されることがあります。このとき、「火事場のくそ力」と呼べるような、普段では考えられないような能力を発揮して、急場を乗り越えることがあります。しかし、火事場のくそ力に頼ったなりふりかまわぬ行動は、いつでも成功するとは限りません。無我夢中で周りが見えなくなれば、大切なものや人間関係を破壊してしまうこともあります。また「ストレスシステム」の発動は、心身に無理な負担を強いることがあります。私たちは、日常生活でも、しばしば「ストレスが溜まった」と言ってぼやいています。また、過剰なストレスは、色々な身体的な病気の原因になることもあります。

強すぎるストレスと「不動化システム」

強い感情とともに経験した出来事は、より記憶に残りやすい傾向があります。たとえば、東日本大震災のあった二〇一一年の三月十一日、あの日にどこにいて何をしていたのかと問われれば、多くの日本人は、思い出すことができるはずです。しかし、その前日に何をしていたのかと考えてみると、ほとんどの人は思い出すことができないのではないでしょうか。何を覚えているかということと、どのような感情とともにそれを体験したのかということには、深いつながりがあります。このように、体験の事実と、そのときの感情や情動が結びついた記憶のことを「エピソード記憶」と言います(5)。エピソード記憶で事実と感情を結びつける役割は、大脳辺縁系で扁桃体の隣にある「海馬」と呼ばれる領域が担っています。

　過去の記憶というものは、それを連想させるような新しい体験がきっかけとなって、蘇ってくることがあります。たとえばあの森のうさぎも、狐に襲われそうになった草むらに近づいたとき、木の揺れる音を聞いたりその風景を見たりしながら、そのときの恐怖を思い出していたかもしれません。動物は危険を感知したときには「ストレスシステム」を発動させ、危険が去ったあとには「ストレスシステム」を解除します。そして経験した情報は脳に記録して、新たな危険に備えているのです。このようにして、「ストレスシステム」は、危険から身を守り、より安全に生活するための、合理的な手段を与えてくれます。

　しかし、災害や事故や犯罪などで「ストレスシステム」が強すぎる反応をしたり、虐待やいじめなどの被害を受けて、慢性的に発動していたりすると、それが「トラウマ」となってしまうことがあります。そして、トラウマが生じてしまうと、原因となる出来事が終わったあとでも、その影響が続いてしまうということがあるのです。

　なぜ、強すぎるストレスはトラウマとなってしまうのでしょうか。もう一度、あの森のうさぎと狐のお話を振り返りながら、考えてみましょう。うさぎは、幸運にも狐の追及から逃れることができました。しかし、もし狐に捕まってしまい、もはや「闘うこと」も「逃げること」もできないほどに追い詰められてしまった場合はどうすればよいのでしょうか。このようなとき、人間や動物は「不動化システム」という、ストレスシステムとは異なる、別の安全装置を発動させることがあります。これは、もともとは爬虫類などが採用していた方法で、その役割は、身体の動きを止めて、天敵から発見されることを防ぐ、ということです。そして、追い詰められて強すぎる「恐怖」が発動し、もはや「ストレスシステム」によっては安全を守ることができなくなったときには、この古いシステムの出番がやってくることがあるのです。

うさぎが狐に食べられてしまうと覚悟したとき、「不動化システム」が発動すると、闘ったり逃げたりという抵抗はやめて、固まって動かなくなってしまいます。そして、なるべく苦痛を感じなくてすむように、心身を麻痺させるような反応が生じます。このとき、大量に分泌された「コルチゾール」などのストレスホルモンは、海馬の働きを抑制して、苦痛な感情を意識から切り離してしまいます。また同時に分泌される、「内因性オピオイド」という麻薬性の物質は、「ストレスシステム」そのものを抑制して、苦痛を感じにくくしてくれます。

「ストレスシステム」には、それが有害なほど過剰に発動したときに、逆にその活動を停止させてシャットダウンさせるような、「ブレーカー」のような機能が備わっています。そして代わりに「不動化システム」が発動します。このとき、まるで幽体離脱のように、こころが身体から切り離されたかのように感じることがあります。これを「解離」といいます。

たとえば、意地悪で屈強な男性たちに囲まれて、暴力やレイプの被害を受けることがあったとします。このとき「ストレスシステム」がシャットダウンして「不動化システム」が発動するかもしれません。なぜなら、もはや、闘うことも逃げることもできず、恐ろしい加害者のなすがままに、身を任せるしかなくなってしまうからです。このとき、恥や苦痛や痛みを感じなくてすむように、意識や感覚が麻痺してしまい、解離した状態になってしまうのです。

しかし「ストレスシステム」がシャットダウンして、「不動化システム」が発動するほどの強い苦痛を経験したあとには、「トラウマ」が残ってしまうことがあります。なぜなら、ストレスシステムに過剰な負荷がかかると、その調節機能が破壊されてしまうことがあるからです。たとえば、強いストレスを受けたあとには、「ストレスシステム」の発動センサーが、常に「発動準備状態」であるかのような、過敏な状態となってしまうことがあります。そして、小さな危険に遭遇しただけで、強い「恐怖」の反応が引き起こされてしまいます。一方、慢性的にトラウマを受け続けると、今度は「ストレスシステム」の反応性がむしろ低下して、麻痺してしまうこともあります。このようにして、トラウマになるほどの苦痛な体験は、心身の安全を守るための正常な仕組みを破壊してしまうことがあるのです(6)。

トラウマが生み出す症状について

トラウマの影響で「ストレスシステム」の調節機能が破壊されてしまうと、様々なPTSD(心的外傷後ストレス障がい)の症状が発生します(図2-5)。

PTSDの症状のひとつに、「過覚醒」と呼ばれるものがあります。これは、「ストレスシステム」の発動センサーが過剰反応してしまう、ということです。過覚醒の具体的な特徴としては、過度の警戒心や驚愕反応、不安定な感情、攻撃的な態度、睡眠障がいなどがあります。

過覚醒の状態にある子どもたちは、色々な刺激に過剰反応してしまうため、気が散りやすく

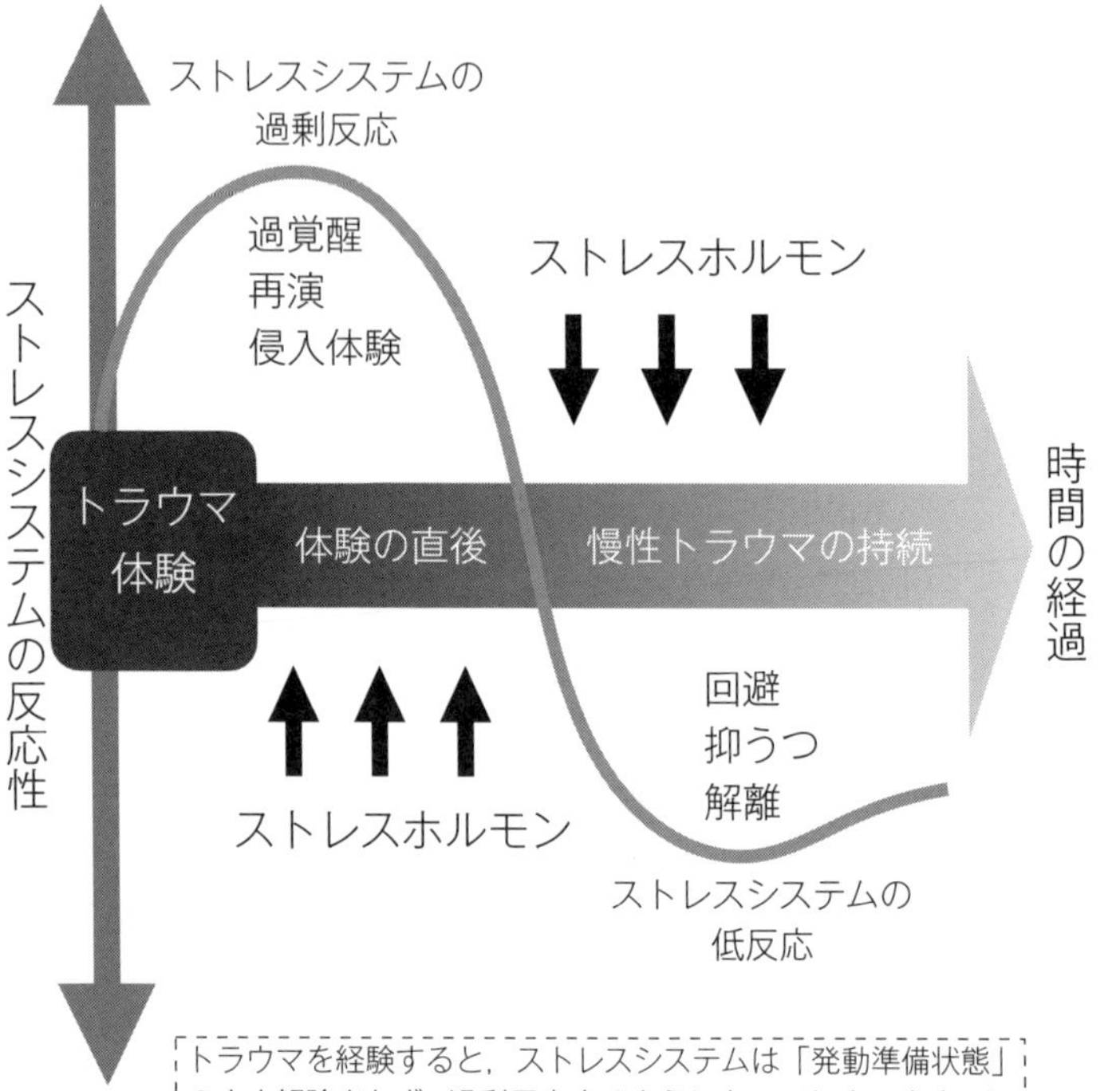

トラウマを経験すると，ストレスシステムは「発動準備状態」のまま解除されず，過剰反応するようになってしまいます。しかし，トラウマやフラッシュバックを繰り返し体験すると，脳へのストレスホルモンの影響が蓄積して，ストレスシステムは次第に破壊され，むしろ反応性は低下してしまいます。ストレスシステムの反応性の変化は，様々なPTSDの症状と関連しています。ストレスシステムが低反応になると，代わりに不動化システムが発動しやすくなります。

図2-5　トラウマからの時間経過とPTSD症状の変化

注意散漫で、慎重さに欠ける直接的な行動が多くなる傾向があります。これはトラウマが原因で、「こころのブレーキ」が適切に作動せず、ＡＤＨＤと似たような状態になっている、と考えることができます。実際、この子どもたちはしばしば誤って「ＡＤＨＤ」と診断されています。この状態にある子どもたちは、ＡＤＨＤの子どもたちと同じように、日常の生活で叱られる原因となるような失敗を繰り返してしまうことが多くあります。そしてＡＤＨＤの子どもたち以上に、叱られても、そこから学習することが難しい、という問題を抱えています。

トラウマを抱えた子どもたちが、失敗から学習できないことには理由があります。もし「ストレスシステム」が正常に機能していれば、叱られて苦痛を体験したあとには、それを繰り返さないための学習が成立します。しかし、トラウマの影響を受けて「ストレスシステム」が破壊されてしまうと、この正常な学習は成立せず、むしろ、経験した苦痛を、逆に再現させようとしてしまうことがあるのです。たとえば、叱られる原因と分かっていることを、わざと繰り返して大人を挑発したりします。また、自分に危害を加えるかもしれないと分かっている相手にあえて近づいたりすることもあります。性的なトラウマを抱えた人なら、新たな被害を受けそうな状況を、わざわざ自分から作ってしまうこともあります。また、自傷行為などによって、自分の身体を意図的に傷つけてまで、苦痛を再体験しようとすることもあります。このような傾向のことを、トラウマの「再演」といいます。

トラウマの再演が発生してしまう理由として、いくつかの可能性を考えることができます。トラウマを抱えた人たちの脳では、「ストレスシステム」の発動制御が混乱していて、自分の意志とは関係なく発動しすぎてしまいます。だから、トラウマを再演して、わざと「ストレスシステム」を発動させることで、こころの主導権を取り戻そうとしている可能性があります。また、トラウマ的体験によって解離が生じたときには、脳内麻薬である内因性オピオイドが作用しており、オピオイドには中毒性があります。そのためトラウマを負った人は、何かの苦痛を感じたときに、さらに強い苦痛を自分に与えることで、意図的に解離を引き起こすということを、習慣として身につけている可能性もあります(7)。

「侵入体験」と呼ばれる症状も、トラウマを負った人たちが抱える悩みのひとつです。これは、苦痛な体験の記憶が自分の意志とは関係なく思い出され、侵入してくるということです。それが日中であれば「フラッシュバック」、夜間に眠っているときなら「悪夢」となります。フラッシュバックの得体のしれない感覚は、ある意味、トラウマとなった出来事そのものよりも、さらに苦痛な体験です。だから、トラウマを抱えた人たちは、フラッシュバックのきっかけとなりそうな体験を、徹底的に「回避」しながら窮屈な毎日を送っていることがあります。

侵入体験が生じる背景として、トラウマの記憶が、通常の記憶とは性質が異なっている、ということがあります。通常なら、強い感情とともに経験された出来事の情報は、より正確にはっきり意識できる形で記憶されるものです。すでに述べた通り、これを「エピソード記憶」と呼び、その仕組みには海馬が重要な役割を果たしています。しかし、トラウマのような、強すぎる苦痛とともに経験された出来事の記憶は、むしろ歪められてしまうことがあります。なぜなら海馬の働きは、ストレスホルモンが過剰だと、抑制されてしまうからです。このような記憶は「トラウマ記憶」と呼ぶべきものです。トラウマ記憶では、体験した出来事の情報が、統合されたものではなくバラバラの断片として記憶されています。恐ろしい映像や、痛みや苦痛の感覚、激しい感情などがなんとなく記憶されているものの、それがどこからきてどうつながっているのかという、起承転結をはっきり思い出すことができません。そしてそれが、自分でも予想しなかったようなことが引き金となって、フラッシュバックとして蘇ってくるのです。

トラウマの長期的な影響によって発生する症状もあります。たとえば、うつ病や躁うつ病のような気分障害を発症してしまうことがあります。「ストレスシステム」は、短期的には意欲を高め、「火事場のくそ力」ともいえるような行動力を発揮させてくれることがあります。しかし、慢性ストレスが持続する場合、その行動力が長続きするということはありません。なぜなら、意欲をもたらすエネルギーはいずれ枯渇してしまうからです。そうなると、逆に抑うつ的になってしまったり、気分が変動しやすくなってしまったりするのです。

トラウマの長期的な影響として、「慢性的な解離」が出現することもあります(8)。慢性的な解離とは、記憶や意識が撹乱されて大事なことが思い出せなくなってしまったり、自分のなかに、あたかも別の人格が棲んでいるかのような感覚が生まれてしまったりすることです。非常に強いストレスにより「不動化システム」が発動すると、強すぎる苦痛からこころを守るために、それを意識から切り離してしまいます。このような状態が繰り返し発生していると、普段から記憶や意識のネットワークが断絶されたようになり、自我がバラバラの部分に分裂したかのような、慢性的な解離の状態になってしまうことがあるのです。

第三章　アタッチメントと「社会性」の発達

仲間と協力して安全を守るための「社会交流システム」

「ストレスシステム」が司る、「闘うか、逃げるか」という反応のみに頼って、安全を守るということには、どうやら限界があるようです。ではどうすればよいのでしょうか。じつは、ひとりで生きるのではなく仲間と助け合うことで安全を守るという、新しい別の考え方がありまず。この方法を実現するための脳の仕組みを「社会交流システム」といいます。

人間を含む哺乳類や鳥類は、「群れ」を作って集団の安全を守る、ということがあります。たとえば、ハイエナはたった一頭では、百獣の王であるライオンには太刀打ちすることができません。しかし、多数が群れとなって立ち向かえば、その立場が逆転することもあります。裏返せば、もし群れからはぐれて孤立してしまえば、捕食者から身を守ることが難しくなり、深刻な危険を抱えることになってしまいます。群れに所属している、ということは、闘ったり逃げたりすることに勝るとも劣らない、有力な自己防衛の手段を与えてくれるのです。

群れに所属するためには、相手が仲間であり、「敵」ではないということを、お互いに確認しあうことが必要です。そのためには、闘争や逃走を引き起こす「ストレスシステム」が活動していては邪魔になってしまいます。だから、仲間とつながるためには、「ストレスシステム」の活動を終了させなくてはなりません。そして、穏やかでリラックスした心身の状態に移行する必要があります。この働きを担っているのが「社会交流システム」です。

動物が安全を守るためのシステムに「ストレスシステム」「社会交流システム」「不動化システム」の三種類があるという考え方は、一九九四年に、ステファン・ポージェスの「ポリヴェーガル理論」によって提唱されました(1)。この理論によると、それぞれの「システム」は、三種類の「自律神経系の状態」によって制御されています。

自律神経系には「交感神経系」と「副交感神経系」という、二つの系統があります。交感神経系は「緊張」を、副交感神経系は「リラックス」を担当していることが知られています。そして、ポリヴェーガル理論では、副交感神経系をさらに二つの系統、すなわち「背側迷走神経系」および「腹側迷走神経系」に分類するモデルを提唱しています(図3-1)。

「ストレスシステム」は交感神経系を活性化させます。一方、それよりも進化的には古いシステムとして「不動化システム」がありました。ポリヴェーガル理論によると、この「不動化システム」は副交感神経系の分枝のひとつである「背側迷走神経系」によって制御されていま

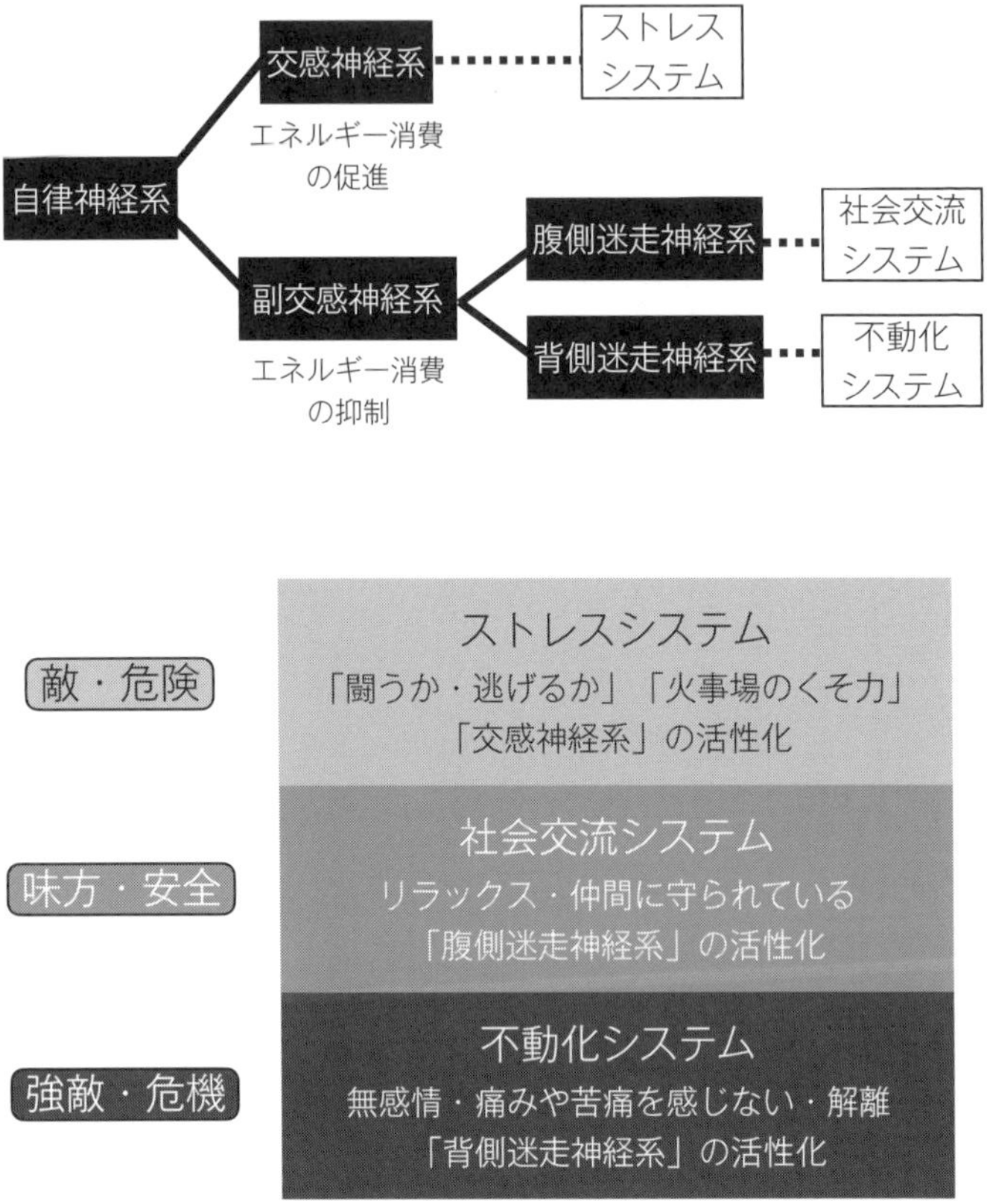

図3-1　ポリヴェーガル理論における自律神経系の３つの状態

す。そして、副交感神経系のもうひとつの分枝である「腹側迷走神経系」が「社会交流システム」を担当しているというのです。

動物は「腹側迷走神経」の働きにより、顔の表情や声の調子、視線の向け方などの非言語的なサインを制御しながら、お互いが「敵」ではなく、「味方」であることを、確認しあうことができます。このとき必要なのは「言葉」ではなく、「身体」が発したり感じたりする、本能的なメッセージです。この本能的なメッセージをやりとりすることで「つながっている」という感覚を生み出すことが、「ポリヴェーガル理論」における腹側迷走神経の役割なのです。

「ポリヴェーガル理論」は根拠が不十分とされ、批判的な見解もありますが(2)、安全と危険の生物学的作用について理解を深めてくれる理論だといえます。そして、多くの臨床家たちに受け入れられ、様々な精神療法の発展にも寄与してきました。なぜなら、様々なこころの問題を扱おうとするとき、「三つの状態」が、どのように移り変わっているのかを考えると、しばしば、理解したり解決したりするための、ヒントを得ることができるからです。

未熟な存在として生まれてくるということ

では、哺乳類や鳥類は、どのようにして「社会交流システム」を発達させているのでしょうか。じつは、未熟な姿で生まれた「次の世代」を、労力をかけて世話をするという行為が、社会交流システムが発達する上では、とても重要な役割を果たしているようです。

動物の種類によって、子どもを世話することにかける情熱の程度には差があります。草食動物と肉食動物を比較すると、うさぎやネズミなどの小型の草食動物は、比較的成熟した姿で生まれ、親が子どもの世話をする期間はそれほど長くはありません。なぜなら、これらの動物は、仲間を作って狩りをする必要がなく、むしろできるだけ早く一人前になって、捕食者から逃走する能力を身につける必要があるからです。一方、犬やオオカミなどの肉食動物は、未熟な姿で生まれ、より長い期間の世話を必要としています。これらの動物は、高度な「社会性」を有していて、互いに協力しながら、生存にまつわる諸問題を解決しています。

この事実は、親が子どもを世話する期間の長さと、その動物が有している社会性の程度には、関連性があるということを示しています。つまり、親が子どもの世話をするという行為は、その動物が社会性を発達させるための基礎となっているのです。

「文鳥」はペットとして人気のある鳥の一種です。文鳥を幼いときから飼っていると、「手乗り文鳥」といって、人間を恐れなくなりむしろ世話を求めて近寄ってくるようになります。手乗り文鳥は人間をみても「敵」とみなして「ストレスシステム」を発動させることはありません。むしろ「味方」であると判断して「社会交流システム」を発動させています。しかし、幼いときに、人間からの世話を受けていない文鳥は、人間が近づこうものなら、瞬時に危険を察知して「ストレスシステム」が発動し、一目散に飛び立ってしまいます。このように、自分にとって誰が「味方」であり誰が「敵」であるのかという判断の基準は、その動物が非常に幼い時期に、世話をしてもらった体験によって決まります。そして、その影響は生涯にわたって続いてしまうのです。

人間はどうでしょうか。人間の赤ちゃんは、数ある動物たちのなかでも、際立って未熟な状態で生まれてきて、非常に長い期間の世話を必要としています。そしてこのことは、人間のもつ高度な社会性と関連しています。

生まれたばかりの赤ちゃんのこころは、「真っ白な画用紙」のようなものです。赤ちゃんにとって、身体の外側の世界で起きていることには、まだ何の意味も与えられていません。赤ちゃんは、初めて出会うこの世界の彩りに好奇心を抱きつつも、見知らぬ刺激に驚き、ときには恐怖を感じて大きな声を出して泣いたりします。そして赤ちゃんが混乱したときには、母親などの養育者はそれを感じ取りながら、世話をしたり、慰めたりします。赤ちゃんは、このように世話をしてくれる存在が、自分の「味方」であると学習するのです。

このとき、赤ちゃんと養育者の間では、「こころのアンテナ」を使ったやりとりがなされている、と考えることができます。赤ちゃんはまだ、何を感じているのか、何を必要としているのかを、「言葉」で伝えることができません。そのため、表情の様子や身体の動き、声の強弱などといった「非言語的なサイン」を使ってそれを伝えようとします。

養育者もそのサインを「こころのアンテナ」を使って感じ取ります。そして「調節ダイヤル」をあわせて、赤ちゃんのこころに共鳴しようとします。養育者は、泣いたり笑ったりむずがったりする赤ちゃんの様子を眺めながら、赤ちゃんがどんな感情を抱いているのだろうか、と想像して、まるで自分自身もそれと同じ感情を感じているかのように、こころを同調させます。このような営みのことを、高名な心理学者であるダニエル・スターンは、「情動調律」と名付けました。養育者は、赤ちゃんのこころが混乱したとき、情動調律をしながら世話をします。そして共鳴を維持したままゆっくりと、穏やかなこころの状態へと導いて行くのです。

しかし、生まれたばかりの赤ちゃんの「こころのアンテナ」は、まだ未熟な状態です。そして赤ちゃんは、養育者が想像するような複雑な感情は、まだ感じてはいないのかもしれません。なぜなら、この時期の赤ちゃんは、脳の「三層構造」でいうと、一番中心部にある「脳幹」のレベルでしか、世界を感じ取っていないようなものだからです。赤ちゃんが感じているのは、「感情」というよりもむしろ、原始的な「感覚」のようなものだといえるかもしれません。

しかし赤ちゃんは、養育者との情動調律を繰り返しながら成長すると、世界に意味を見出すようになります。そして、誰が自分にとってかけがえのない存在、すなわち「味方」であるのか、危険な存在、すなわち「敵」であるのかを、理解するようになります。この区別は、体験による学習に基づいて、大脳辺縁系のレベルで行われます。このとき、まだ「敵」なのか「味方」なのかが分からない、見知らぬ存在たちは、潜在的な「敵」と判断されます。そのため、発達のこの段階に至った子どもたちは、多かれ少なかれ人見知りの反応をします。たとえば、見ず知らずの誰かに抱かれたり、養育者が近くにいないと察知したりしたときなどには、「ストレスシステム」が発動して、泣き出してしまうことがあります。

赤ちゃんが危険を感じて、「ストレスシステム」が発動しても、信頼できる養育者が近くにいると確認できれば、安心して「ストレスシステム」を停止させ、「社会交流システム」に戻ることができます。このような心理機能をアタッチメントといいます。アタッチメントはしばしば、「愛着」という日本語に翻訳されますが、その直訳的な意味は「接着」です。すなわち、「敵」と遭遇してこころを乱してしまっても、「味方」である誰かと接着することによって、こころの安定を取り戻すことができる、ということです。アタッチメントはこころの安全基地として、人生の様々な困難を乗り越えるために必要な、社会性の基礎を与えてくれます。

アタッチメントを発達させるために、赤ちゃんや幼い子どもたちは、まずは一方的に養育者に慰めてもらって、ストレス状態から穏やかなこころの状態へ移行させてもらう必要があります。しかしそのままでは、いつまでも養育者に依存し続けてしまい、自分の足で歩くことはできません。子どもたちは次第に成長して、養育者がそばにいなくても、そのやり方をモデルにしながら、自分自身の脳の力で「ストレスシステム」を発動させたり切断したりできるようになります。これを、アタッチメントの「内在化」といいます。子どもたちはアタッチメントを内在化させることで、成長し自立することができます。

そして成長とともに、子どもたちは、大脳新皮質に蓄えられた情報も活用しながら、相手が「敵」であるのか「味方」であるのかを、自分で判断できるようになっていきます。たとえば、過去の経験についての記憶や、想像力の生み出す世界、言葉を使った知識や、計画や計算なども活用することができます。そして、この力を身につけた子どもたちは、冒険したり挫折したりを繰り返し、ときには養育者のもとに戻って再び慰めを得たりしながら、より広い社会へと、活動の範囲を拡大していくのです。

「別離」の情動とアタッチメントの安定性

動物の子どもたちは、親や群れからはぐれてしまったときに、「別離」という情動回路を発動させて、パニックの状態になってしまうことがあります。そしてこの「別離」という情動回路は、人間や動物が安定したアタッチメントを発達させる上で、重要な役割を担っている、といえます。なぜなら、幼い時期にこの情動をどのように体験したかということは、子どもの、その後のコミュニケーションのスタイルに大きな影響を与えるからです。

別離を体験したとき、動物の子どもたちは、独得の鳴き声を発して、親に発見してもらうために訴えることがあります。別離に対するこのような動物たちの反応は、脳に生まれつき備わっている情動回路の働きです。社会性を有する動物にとって、群れや養育者からはぐれてしまうということは、生命の危険にも直結する一大事といえます。ですから動物たちは、その危険に対応するための手段を、生まれつきの脳の仕組みとして備えているのです。

一方、動物の親も、「世話」という情動回路の働きによって、このような子どもが発する声には、敏感に反応するようにできています。そして両者が無事再会することができたなら、親子の絆はより深いものとなります。このとき、親と子の両方の脳では、愛情ホルモンといわれる「オキシトシン」や、脳内麻薬として知られている「内因性オピオイド」が分泌されて、幸せを感じることができます。このような営みを通して、動物の子どもたちは自分にとっての

「味方」を識別し、「ストレスシステム」の活動を終了させて「社会交流システム」を起動させることを学習しているのです。

では私たち人間は、どのようなときに「別離」の情動回路を発動させているのでしょうか。もちろん文字通り、小さな子どもが親からはぐれて迷子になったときには、「別離」の情動が発動します。しかし、自分が大切な人から愛されていないとか、認められていないという寂しさを感じて、悲嘆したときにも、「別離」と同じ情動が発生しているようです。そのためパンクセップは「別離」の情動回路について、「悲嘆」という別名をつけて、文脈によっては「別離・悲嘆」と併記しています(3)。

「別離・悲嘆」の情動は、子どもたちが経験している日常的な人間関係のなかでも、しばしば発動していると考えられます。たとえ

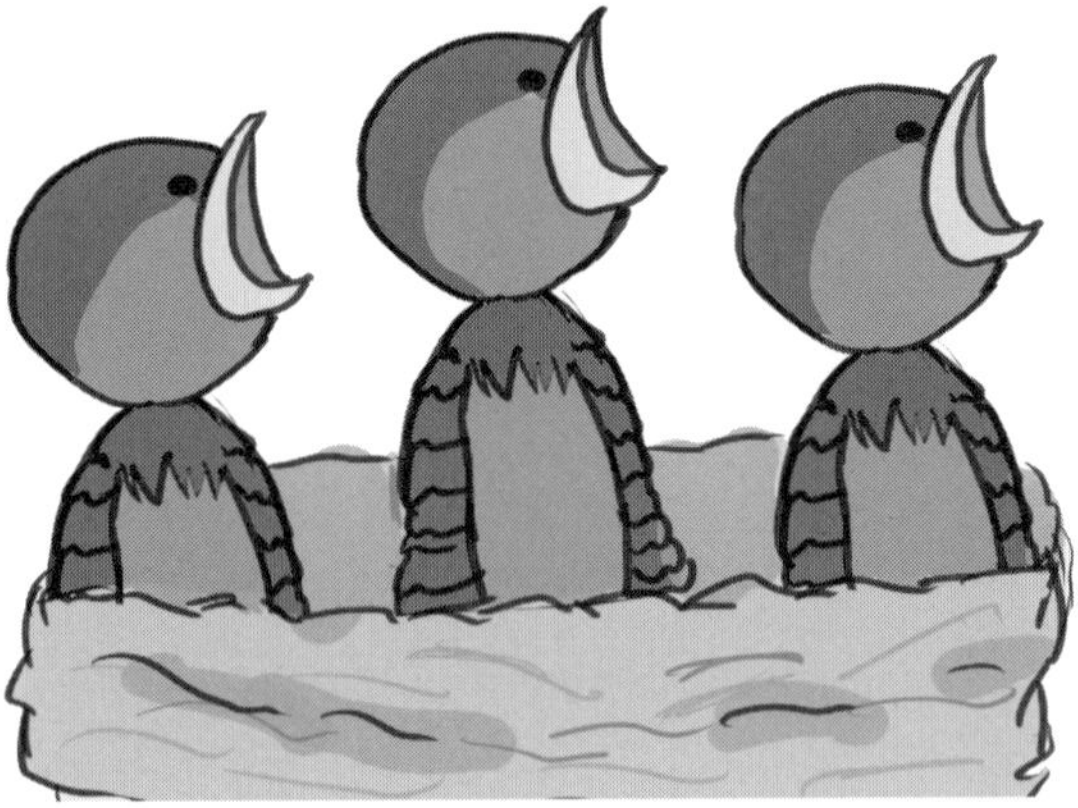

ひな鳥たちは鳴き声を発して親鳥を呼んでいる

ば、仲よく過ごした保育園のお別れのセレモニーで、先生がひとりひとりの子どもたちの名前を呼んで、思い出とメッセージを伝えていたとします。ところが先生はうっかりして、あるひとりの子どもの名前だけ、呼ぶのを忘れてしまいました。このとき、忘れられた子どもの脳では、「別離・悲嘆」の情動回路が発動します。なぜなら、先生から忘れられてしまったことで、保育園の仲間という「群れ」から、はぐれてしまったと、子どもの脳が感じるからです。

このとき、忘れられてしまった子どもは、どのような行動を取ることができるでしょうか。ここでは、いくつかの可能性について考えてみます。ある子どもは、少しびっくりしても、すぐに気持ちをとり直して「先生、私をわすれてるよ」と訴えました。この行動は、はぐれてしまった動物が発する「鳴き声」と同じ意味をもっている、と考えることができます。先生もすぐその「声」に反応して子どもに謝り、お互いの「絆」を取り戻すことができました。しかし別のある子どもは、そのまま何もせず黙っていました。先生も、その子を忘れていたことに気づかないまま、会は終わってしまいました。また別の子は、忘れられたことに激しく憤って泣きました。先生は気づいて謝りましたが、子どもは謝罪の言葉を聞いても、それを拒絶して、泣きやむことができませんでした。

なぜこのような応答の違いが起きてしまうのでしょうか。子どもの性質の影響が大きいのはもちろんですが、先生と子どもが、これまでにどのような関係性を築いてきたのか、ということも大きな影響を及ぼしています。

最初の子どもは、これまでに何度も「別離・悲嘆」の情動を体験しましたが、そのたびに先生が応答してくれたので、「はぐれても必ず来てくれる」という信頼と自信を得ていました。そのため、会でのちょっとした間違いにも、適切にコミュニケーションの行動をとって、関係の修復をすることができました。子どもと先生のこのような関係性のことを「安定型のアタッチメント」と呼ぶことがあります。

一方、二番目の子どもは、これまでにも何度か「別離・悲嘆」の情動を体験しましたが、「声」を発しても、先生はそれには気づかないことが多かったようです。そしてそのうち、子どもは「別離」が発動しても、先生に訴えることをやめてしまいました。このような関係性のことを、「回避型のアタッチメント」と呼ぶことがあります。もし動物なら、親が助けに来てくれないのに「鳴き声」を発し続けることは、逆に捕食者から発見される危険性を高めてしまいます。そのため、「別離」の情動回路は、再会することができなければ、そのうち訴えることを止めてしまうように、その性質を変化させるようになっているのです。

では、最後の子どもはどうだったのでしょうか。「別離」の「鳴き声」に対して、先生の対応は、ときには応答し、ときには無視するというように、一貫性がなかったようです。そのため、子どもは「声」を発しても、必ず応答してもらえるという自信がもてなくなりました。そして、より大きな「声」を発して、強くアピールするようになりました。にもかかわらず、「先生が気づいてくれた」という再会の場面でも、安心して気持ちが落ち着くことがありませんでした。それだけではなく、逆に、先生を拒否するような態度を取ってしまったのです。このような関係性のことを「逆説型のアタッチメント」と呼ぶことがあります。

表3-1　アタッチメントのタイプと「別離」場面での反応性

	「別離」に対する反応	養育者との日常の関係性
Aタイプ 回避型	無反応から低反応	ニーズへの感受性は低い 訴えへの反応が少ない
Bタイプ 安定型	小さな混乱 慰めを受け入れる	ニーズへの感受性は高い ほどよく反応する
Cタイプ 逆説型	激しい混乱 再会時の拒絶	養育者の状態により 反応が一貫しない
Dタイプ 無秩序型	助けを求めながら 同時に拒絶	養育者が精神的に不安定 虐待的な養育

メアリー・エインズワースは、実際に幼い子どもを母親から分離させたときの反応を観察して、アタッチメントには、三つのタイプがあることを示しました。表3-1に示した通り、エインズワースの分類では、Aタイプが「回避型」、Bタイプが「安定型」、Cタイプが「逆説型」となっています。ところがその後の研究で、この三つのどこにも分類できない類型があると分かってきました。そのため、新たにDタイプ、すなわち「無秩序型」が定義され、現在は「アタッチメント」には四つのタイプがあると考えられています(4)。

「無秩序型のアタッチメント」では、「別離」の状況に際して、反応の方向性に一貫性が失われています。たとえば、表情では拒絶しながら身体は接近する、というように、本来は両立しないような行動が同時に発生したりするのです。これは、赤ちゃんや子どもがトラウマを負ってしまったことなどが原因となって、「ストレスシステム」や、アタッチメントにまつわる脳の仕組みが破壊されてしまった結果であると考えることができます。

発達早期のトラウマとアタッチメント障がい

まだ言葉も分からず、はっきりした記憶力もない赤ちゃんに、トラウマなど存在しうるのかと疑問を抱く人がいるかもしれません。しかし赤ちゃんは、大人よりもずっとトラウマには弱い、と考えた方が良さそうです。赤ちゃんにとっては、養育者が世話をしてくれないということだけでも、トラウマの原因となります。なぜなら、赤ちゃんは、まだ自分の力だけでは、感情を整えたり、身体の必要を満たしたりすることができないからです。

赤ちゃんも、恐怖を感じることがあります。たとえば、両親が大きな声を出して、殴り合いの喧嘩をしていれば、赤ちゃんの脳では、生まれつき組み込まれている「恐怖」の情動回路が発動します。しかし赤ちゃんは、たとえ危険が迫っていると気づいても、自分だけの力では、闘うことも、逃げることもできません。そのため「恐怖」の情動は簡単に「不動化システム」に切りかわってしまいます。赤ちゃんは、両親の喧嘩があまりにも恐ろしいと、泣くのを止めて、固まってしまうことがあります。しかしこれは、恐怖を感じていないということではなく、恐怖すぎて固まってしまったのです。それなのに、その様子をみて大人たちはしばしば、赤ちゃんは何も傷ついていないと、勘違いをしてしまいます。

生後半年から、二歳か三歳ぐらいまでは、アタッチメントの発達にとって、特に重要な時期だと考えられています。そして、この時期にトラウマを経験すると、しばしばアタッチメントは傷ついて、正常に機能しなくなってしまいます。つまり、「別離・悲嘆」の情動が発動しても、正常な「声」を発することができなくなってしまうのです。この状態のことを「アタッチメント障がい」といいます。

ただ、アタッチメント障がいは、厳密に評価することが難しいため、その診断は慎重に行う必要があります。診断の基準としては、DSM-5（アメリカの『精神疾患の診断・統計マニュアル』第5版）では、「アタッチメント障がい」に相当する診断名として、二種類が用意されています。

ひとつ目の、「反応性愛着障がい」と診断される子どもたちは、「別離・悲嘆」による苦痛を感じても、助けを求めたり、助けを受け入れたりすることがありません。そして感情を表現したり、共感したりしながら信頼関係を深めることが困難です。すなわち、自閉スペクトラムのある子どもたちと同じように、双方向的なコミュニケーションが苦手となってしまいます。

もうひとつの、「脱抑制型対人交流障がい」と診断される子どもたちは、「ストレスシステム」の発動で重要な、警戒心が欠如しています。初めて出会う見知らぬ人でもベタベタと近づいてしまう反面、本当の意味での信頼関係が育まれるということがありません。その行動の様子は、落ち着きがなく衝動的で、ＡＤＨＤのある子どもたちとよく似ているのです。

ところで「反応性愛着障がい」や「脱抑制型対人交流障がい」を診断するためには、原因となる養育環境の問題と症状との因果関係を明らかにする必要があります。そのため、この二つの病名が正式な基準を用いて、厳密な意味で診断されるのは比較的稀なことです。そして、基準を満たすほどではないアタッチメントの問題を抱えた子どもたちが、何らかの「発達障がい」と診断されているということも、実際にはよくあるのです。

たしかに、十分な評価と配慮なしにアタッチメントの問題を指摘して、これらの診断が乱発されれば、養育者はただただ傷つくだけでかえって混乱を深めてしまうことにもなりかねません。しかし本来は、アタッチメント障がいについて知る目的は、原因を明らかにして糾弾することではありません。原因を知ることで、解決に向けての道を見出すということなのです。

自閉スペクトラムとアタッチメント障がい

自閉スペクトラムのある人と、アタッチメント障がいがある人の抱えている「困りごと」には、共通点があります。どちらも「つながること」がうまく行かなくて、困っているのです。「つながる」ためには、相手が「敵」ではなく「味方」であると知る必要があります。しかし、ただ言葉で知るのではなく、身体とこころの全体を使って、直感的に感じ取る必要があります。日常生活で、こころとこころがつながろうとしているとき、私たちはいったい、どのようなやりとりをしているでしょうか。たとえば、誰でも初対面の相手と会話をするときには、多少は緊張をするものです。これから自分が話すことに、相手がどんな反応をするのか、果たして自分のことを受け入れてくれるのか、騙されたり裏切られたりすることはないのかということを、完全に予知することはできないからです。ですから私たちは、最初の出会いの瞬間には、全身の「センサー」をフル稼働して状況を分析し、「警戒心の温度」をどの辺りに設定すればよいのかを、迷いながら判断しています。それは意図的に行うものではなく、無意識の反応として、脳が自動的に行っているのです。

さて、実際に初対面の二人が、出会いの場面にやってきたとします。このとき、それぞれがどのぐらいの「こころの温度」で登場してくるかということは、その人が置かれた立場やその人の個性、出会いの経緯や目的などによっても変わってくるでしょう。たとえば、片方はハイテンションでイケイケな雰囲気を醸し出しているのに、もう片方は緊張して固まっている、という状況も、日常生活ではよくある風景です。

しかしもし、お互いが共感を深めてうまくやっていきたいと思うなら、それぞれが少しずつ相手に歩み寄って、情動調律をしながら、「こころの温度」をあわせる必要があります。そして、二人が「共鳴」の状態になったとき、お互いが「味方」であると感じられ、信頼関係が生まれるのです。では、初対面の二人はどのようにして「こころの距離」を縮めて行くのでしょうか。ここでは、ひとつの「出会い」の場面の風景を想像しながら考えてみます。

ある男の子のお母さんは、息子のクラスメイトであるひとりの女の子の家を訪問しようとしていました。じつはその前日に、息子は女の子と喧嘩をして怪我をさせてしまったのです。相手の家族とは初対面でした。男の子のお母さんは菓子折りを準備して、心臓をドキドキさせせな

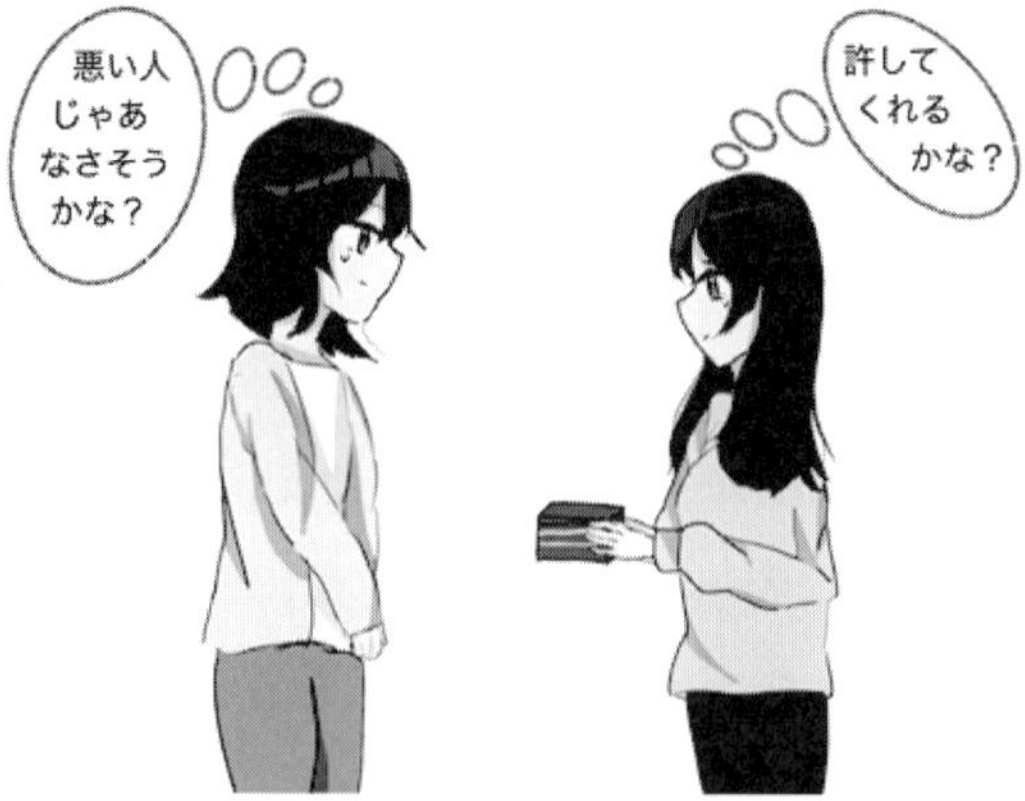
許して
くれる
かな？
悪い人
じゃあ
なさそう
かな？

がら呼び鈴を押しました。そして「息子のことでお詫びにお伺いしました」と告げました。

女の子のお母さんはその様子をみて、相手の神妙な雰囲気を感じ取りました。そしてしばらくの間、謝罪の言葉を黙って聞いていました。女の子のお母さんは、娘が怪我をしたことに少し怒っていましたが、子どもたちが仲よしでいてほしいとも願っていました。そして、最初から親同士で喧嘩をするつもりはありませんでした。女の子のお母さんは、ひと通りの謝罪の言葉を聞いたあと、「わかりました」と短く応じました。そして、頂いた菓子折りの方に視線を向けたのです。じつはそのお菓子は、女の子のお母さんもちょっと気になっていた新商品でした。それで「どこに売っていたの」と質問すると、男の子のお母さんも水を得た魚のように、新発売のお菓子という「獲物」を手に入れた武勇伝を語り始めました。結局二人は意気投合して、気づけばかれこれ二時間もおしゃべりをしてしまったのです。

さて、このやりとりのなかで、二人は「許す」とも「許さない」とも、何も言葉では確認をしていません。ただ、お菓子の話をしただけで、その瞬間に、関係の雰囲気は変化しました。二人はその変化を、「言葉」ではなく、姿勢や表情や声の調子などによって感じ取りながら会話を続け、最後は意気投合してしまいました。私たちはこのように、相手が「敵」か「味方」かを見分けるときには、言葉よりも、非言語的なメッセージの方を多用しています。なぜなら言葉には、もしかすると、何か裏の意図があるのかもしれないからです。それに対して身体から染み出したニュアンスには、嘘や偽りの入り込む余地はなさそうに見えます。そういう情報を無意識のうちに感じ取ったとき、警戒心の「温度」は切りかわっていくのです。

ところが、自閉スペクトラムのある人たちの「こころのアンテナ」は、この微妙なニュアンスを正しく感じ取ることが苦手です。そのため、相手が「敵」なのか「味方」なのかを判別できず、適切な距離を保てないのです。そして、不自然に近づきすぎたり、いつまでも緊張が解けなかったりします。距離感が不適切だと、コミュニケーションでの事故が発生しやすくなります。そしてそれがトラウマとなってしまい、さらに「アンテナ」の感度を歪めてしまうこともあるのです。

一方、アタッチメント障がいを抱えた人たちも、相手が「味方」なのか「敵」なのかということを正常に見分けることができません。なぜなら、助けを求めるための「声」を発して、その結果、守ってもらえたという、正常な体験を積み重ねていないため、相手が発しているニュアンスを過剰にネガティブに解釈してしまったり、適切な警戒心を抱けなかったりしてしまうからです。そしていつまでも、警戒心の温度を下げることができなかったり、逆に過剰に馴れ馴れしく接近してしまったりして、安定した信頼関係を築くことができないのです。

結果として、自閉スペクトラムのある人たちも、アタッチメント障がいのある人たちも、コミュニケーションの場面では、警戒心の温度を適切に調節できず、適切な対人関係の距離を保てないという、共通の困りごとを抱えてしまいます。

また、自閉スペクトラムとアタッチメント障がいには、「鶏が先か、卵が先か論争」と同じような、因果関係にまつわるジレンマがあります。アタッチメントが不安定だと、もともとあった自閉スペクトラムの特性は顕在化しやすくなります。一方、自閉スペクトラムがあると、アタッチメントが不安定になる危険性は高くなります。

このように、自閉スペクトラムなどの発達障がいと、アタッチメントの問題は、しばしば混在していて、両者を明確に区別することは困難です。しかし、私たちが目指していることは、「診断」を下すことではなく、「困りごと」を解決することです。そのためには、もし、自閉スペクトラムなどの発達障がいだけではなく、アタッチメントの問題も存在しているのであれば、それを認識する必要があります。その目的は、加害者を特定して責めたり復讐したりすることではありません。こころのなかで起きている混乱のメカニズムを正確に把握することによって、適切なタイミングで適切な支援を行いやすくする、ということなのです。

第四章　「慰め」と「しつけ」のジレンマ

最初の「出会い」で必要なこと

困りごとを抱えた子どもや家族が支援を求めてやってきたとき、最初の出会いは大切です。もしも子どもに、何か改めるべきことがあったとしても、最初からそれを指摘しては、うまく行きません。なぜなら、十分な信頼関係ができていないと、適切な指導も「敵」の襲来であるかのように、子どもの脳が誤認識してしまう可能性があるからです。そうなってしまっては、意図した通りの指導の効果は期待できないのです。

ところが、子どもに発達障がいがあったり、アタッチメントの発達が不安定だったりすると、支援に必要な信頼関係を構築することが、簡単ではないことがあります。この子どもたちにとって、つながるということは、支援を成功させるために超えなくてはいけない、最初の関門といえます。では、どのようにして、この関門を超えればよいのでしょうか。ここでは、仮想の事例を通して考えてみたいと思います。

発達支援に携わる、ある支援者のオフィスを、比較的重度の自閉スペクトラムを抱えた、アキラ君という四歳の男の子が訪れたとします。この男の子は、まだ少ししか言葉を使ったコミュニケーションができませんでした。そして、面談のためオフィスに連れてこられて、お母さんに抱きかかえられたまま机の前に座りました。するとアキラ君は、机の上に置いてあった書類も文房具もすべて、床に投げ落としてしまいました。さて、このとき支援者は、どのように彼と「出会う」ことができるでしょうか。

お母さんからの報告によると、何でも床に落としてしまうというのは、アキラ君が身につけてしまった「こだわり行動」のひとつでした。そこで支援者は、最初はアキラ君の様子を、じっと観察しました。そして、すべてを床の上に落としてしまったあと、彼はちらっと、母親の表情を見ていることに気づきました。この様子を見て支援者は、アキラ君の行動は単なる「こだわり」ではなく、この子なりの「コミュニケーション」かもしれない、と直感しました。

支援者は、ちょっとしたいたずらを思いつきました。オフィスの机の引き出しに隠してあった秘密のおもちゃをいくつか出してきて、机の上に並べてみたのです。すると案の定、アキラ君はそのおもちゃを手にとって床の上に投げつけました。そして支援者は、子どもの目を見ながら、あからさまに悔しそうな表情をして、床に落とされたおもちゃを拾っては、再び机の上に並べました。するとアキラ君はまたそれを床に投げつけました。支援者は、また大げさなジェスチャーで反応してみせました。このやりとりを何度か繰り返しているうちに、アキラ君はゲラゲラと笑い始めたのです。支援者は、「しめた」と感じました。そして、「あのボール、拾ってきて」と、言葉を使って指示をしました。すると、アキラ君は何の抵抗もなく指示に従い、ボールを支援者に手渡しました。支援者もアキラ君にボールを返して、「キャッチボール」のような、双方向性のある遊びに誘導することができました。このようにひとたび関係ができて、双方向的なコミュニケーションが成立してしまえば、指示を出してそれに従ってもらうということが、非常に簡単になるということがあるのです。

しかしもし、「机のものを床に落とす」という行動を問題行動とみなし、それを修正することが支援の目標だったとした場合、この支援者の対応は、全くの的外れということになってしまいます。なぜなら、問題行動に対して積極的に反応をして、それを強化してしまっていたからです。しかしこのとき支援者がまず行おうとしていたのは、行動修正ではなく、情動調律に対する支援だったのです。

ところで情動調律とは本来、「ギヴ・アンド・テイク」の関係によって成り立つものです。初対面の二人が、異なった「こころの温度」の状態で出会ったとき、その距離を縮める責任は双方が負っているはずです。そしてお互いにコミュニケーションをしながら、双方が少しずつ歩み寄り、共鳴できるこころの状態を作っていくのです。しかし、子どもがまだ幼かったり、自閉スペクトラムやアタッチメント障がいを抱えていたりする場合には、最初は支援者の方が、コミュニケーションでの役割を、一方的に引き受けることがあります。つまり、子どもと共鳴するために、相手には何も求めず、こちらの方から一方的に寄り添っていくのです。

このようにして、子どもたちに、共感的なコミュニケーションをまず体験してもらう、という支援が必要な場合があります。そして、それが楽しいと知ってもらい、同じように楽しく人と関わってみたい、と子どもたちに感じてほしいのです。

子どもの反抗期と情動調律の限界

支援者がオフィスで初めて子どもと出会うのに対して、親は生まれた瞬間から少しずつ、子どもとの出会いを深めていきます。しかし、自閉スペクトラムなどの発達障がいのある子どもを育てていると、子育ての最初から、コミュニケーションがうまく行かない、ということがあります。たとえば、泣き出すとあやしても泣きやまなかったり、時間をかけて寝かしつけたのに、ベッドに置くとすぐに目を覚ましてしまったりします。そうすると、親の方もだんだんストレスが溜まって、一瞬、我が子を「可愛くない」と思ってしまうことも、珍しくはありません。

しかし多くの場合、親たちがそれであきらめるということはありません。気を取り直して、なんとか我が子を理解して関わろうとするものです。子どもと向き合って試行錯誤を繰り返していると、その結果として、独特な家族の習慣が生まれることがあります。たとえば、なかなか寝つけない子どもを寝かしつけるために、チャイルドシートに乗せてのドライブが習慣になったり、子どもが気に入っている、偏った特定ジャンルの絵本やおもちゃばかりが増えたりします。そうやって親たちは、特に診断などなくても、直感的に子どもの特徴を理解して、効果的な関わり方を編み出そうとしているのです。

しかし、子どもに発達障がいがあってもなくても、ちょうど二語文が出るぐらいの発達段階になると、俗に「イヤイヤ期」と言われる最初の反抗期が訪れます。この時期になると、子どもの行動や興味の範囲が拡大します。その反面、欲求が思い通りに満たされないと、怒ったり泣き叫んだり、わざと大人を困らせる行動をしたりするようになるのです。

このとき子どもの脳では、「探索」という情動回路が発動しています。この情動回路は、身体やこころが欲求不満を抱えたときに、それを解消するための獲物を手に入れるために、行動の動機を与えてくれるものです。その反面、当然手に入ると期待した獲物が得られなかったときには、「怒り」という別の情動回路が発動します。この怒りが、しばしば養育者を悩ませる、反抗的な行動となって現れるのです。

大人は子どもたちの本能的な探索行動を、すべて認めるわけには行きません。社会にはルールというものがあります。そして子どもたちにも、それ守って成長してもらう必要があります。そのためには、大人は、子どもの怒りと対決したり和解したりしながら、子どもたちが社会の一員として育っていくことができるように、「しつけ」をする必要があるのです。

ここで、先ほど登場したアキラ君の事例を見てみましょう。アキラ君は、ときどきお母さんと一緒に、スーパーに買物に行きました。しかしお母さんは、アキラ君を連れて行くことが憂鬱でした。なぜなら彼は買い物の最中に、いつもお母さんのそばを勝手に離れて店内を走り回り、定番のお気に入りのお菓子を見つけると、買ってもらおうとして強くアピールしたからです。そして、要求通りに買ってあげないと、陳列してある商品を「床の上に落とす」という、例のこだわり行動を発動して、お母さんを困らせるのでした。そして、結局、お母さんの方が根負けしてお菓子を買ってしまう、ということが習慣となっていたのです。

アキラ君は、愛情深い両親に育てられましたが、生まれつきの感覚過敏性が強くて、小さな刺激でも「ストレスシステム」が発動しやすい傾向がありました。そのため、しばしば情緒的に混乱して、癇癪やパニックを起こしていました。そのたびに、両親のどちらかが彼に寄り添って、慰めを与えていました。にもかかわらず、アキラ君のアタッチメントのタイプは「逆説型」に近い様子でした。少しでも欲求不満があると激しく泣いて助けを求めるのに、いざ関わって慰めようとすると、その慰めを拒絶して逆に混乱してしまう傾向があったのです。

ある日お母さんは、スーパーでのアキラ君の習慣がよくないと感じて、改革を決意しました。アキラ君が泣いてもわめいても、今日は絶対にお菓子は買わないと決心したのです。もちろんアキラ君は、お母さんのいつもとは違う態度に怒りました。しかしお母さんは情動調律を使いながら、アキラ君の怒りに立ち向かいました。お母さんは、アキラ君のこころの温度を感じ取りながら、ときには強い口調で諭したり、ときには優しくなだめたり、ときにはおどけた態度で和ませたりしながら、アキラ君の気持ちを切りかえようとしました。そして、幸いこのお母さんは、子どものこころを感じ取る感受性の高い人だったので、この方法でなんとかアキラ君をなだめることができたのです。

しかしこのように、情動調律を使って親が子どものこころに一方的に寄り添いながら混乱を鎮めるやり方は、いつでも成功するわけではありません。それどころか、子どもの年齢が上がってもそのまま続けていると、大人が寄り添って解決してくれることを、「当たり前」だと感じるようになってしまいます。そして、欲求不満や気持ちの混乱を、自分自身で探索して解決しようとはしなくなり、気の利いた解決策が与えられなければ、それを与えようとしてくれた大人に対して、怒りを感じるようにすらなってしまうのです。

子どもたちが自分自身の力で解決しようという意志をもたなければ、情動調律だけを使って子どもの怒りを鎮めるというやり方は、次第に非常に困難なものとなってしまいます。そして、このやり方は親のこころにかかる負荷がとても大きいものです。親が子どもをなだめるときには、親自身のこころにも生まれる怒りを鎮めながら、忍耐強く、子どもの感情と向き合わなくてはいけません。しかしその忍耐は、どこかで限界を迎えてしまうものです。そして今度は、親の方が怒りの感情を爆発させてしまうこともあるのです。

「罰」と「ご褒美」の行動分析学

反抗期を迎えた子どもたちに、情動調律だけに頼って立ち向かうことには限界があります。そのためしつけには、しばしば「罰」と「ご褒美」が使われます。これは学習についての生物学的な性質から見ても理にかなった方法だといえます。

人間や動物が探索しながら何か行動をしたとき、その結果としてよい反応、すなわち「報酬」を得たならば、その行動は再び繰り返されるように「強化」されます。一方、よくない反応、すなわち「負の報酬」を得たならば、その行動は再び行われないように「消去」されます。このように、「強化」と「消去」を繰り返すことによって、人間や動物は生活している環境に適合した行動を取るように、学習することができます。このような学習の仕組みを応用してしつけに活かそうとする学問領域を「行動分析学」といいます（図4-1）。

行動分析学では、修正したい行動の「前」と「後」に、何が起きていたのかを考えることが重要といわれます。たとえば、アキラ君のスーパーでの「床の上に落とす」という行動はどうでしょうか。この行動の「前」にあったのは「お菓子がほしい」という欲求でした。行動の

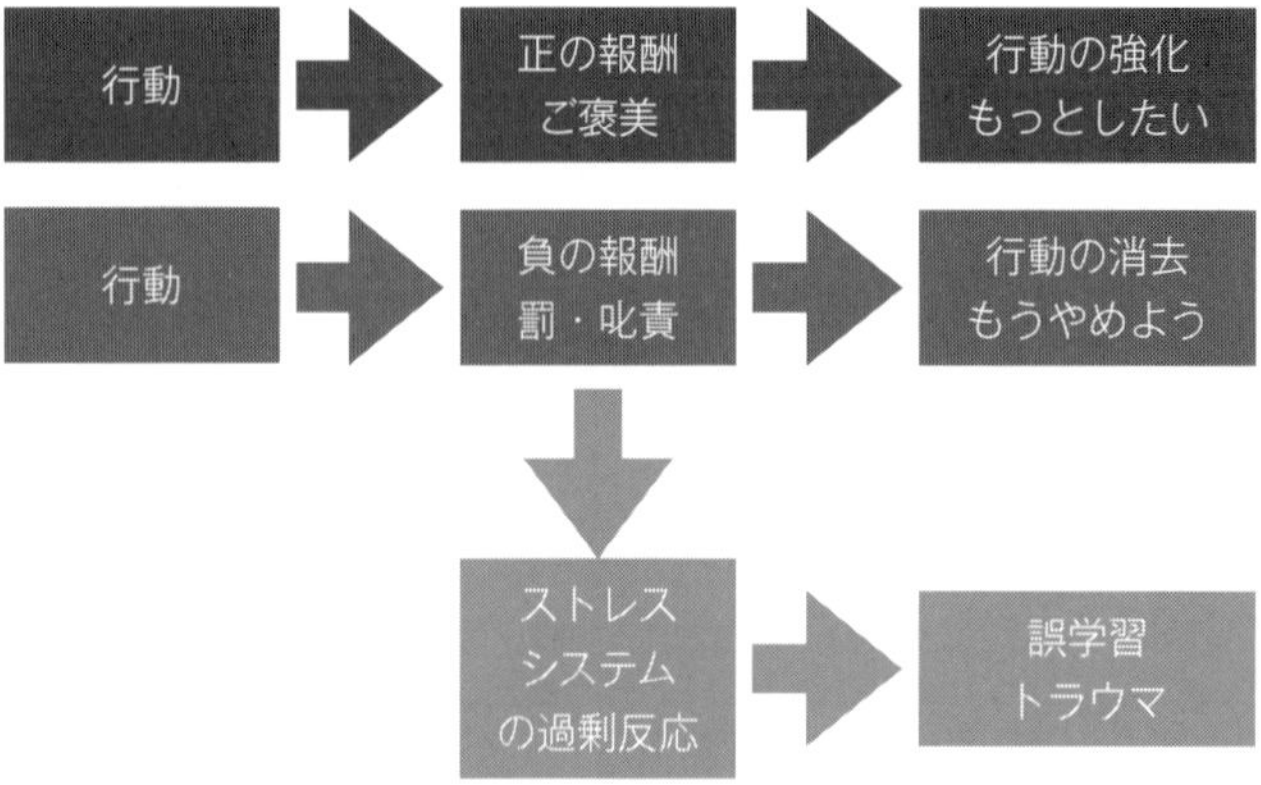

図4-1 「罰」と「ご褒美」の行動分析学

「後」に起きたことは、お母さんが根負けして「買ってもらえた」という結果でした。このように分析すると、行動の前にあった欲求が、行動のあとには達成されていたことが分かります。これでは、その行動は報酬を得て、強化されてしまうのです。

では、お母さんの断行した改革は成功したのでしょうか。お母さんは子どもと情動調律しながら説得し、「買わない」という親の判断を貫きました。そして、「お菓子がほしい」というアキラ君の欲求は達成されませんでした。しかしもしかすると、アキラ君は本当はただお菓子が欲しかったのではなく、買い物が退屈でもっとお母さんに構ってほしかったのかもしれません。もしそうだったとすると、お母さんがアキラ君と向き合って説得をしてくれたということは、むしろ行動を強化する、報酬となってしまった可能性があるのです。

では、どうすれば「床の上に落とす」というアキラ君の行動を、効果的に「消去」することができたのでしょうか。行動への「負の報酬」として、何か「罰」を与えればよかったのでしょうか。しかし、「罰」を与えるということは、子どもに苦痛を与えて、「ストレスシステム」を意図的に発動させるようなものです。このやり方は、果たしてうまく行くのでしょうか。

ここで「ストレスシステム」についての、生物学的な性質を思い出してみましょう。「ストレスシステム」の役割は、動物が、生命の危険をもたらすような「敵」が襲来したときに、心身に非常事態宣言を発令することでした。非常事態において重要なのは、「敵」と「味方」を見分けること、相手が自分より「強いか、弱いか」を判断すること、そして「不要不急」の案件は後回しにして、「その場しのぎ」の解決を目指すということです。

しつけに「罰」を用いたとき、もしも大人と子どもに、すでに十分な信頼関係ができていたならば、子どもは、しつけによる「ストレスシステム」の発動が、「敵」の襲来を意味していない、と理解できるかもしれません。そして、一時的には感情が混乱しても、しばしの時間が経過したあとには、落ち着きを取り戻すかもしれません。そして、叱られて嫌な気持ちになった原因は自分の悪い行動だったと悟り、今後は改めようと学習できるかもしれません。

しかし負の報酬として、子どもに与えたストレスが強すぎると、「罰」によるしつけは失敗してしまうことがあります。特に、子どもに発達障がいがある場合や、トラウマの影響を受けている場合には注意が必要です。なぜなら、もしも子どもが、正攻法の解決策によっては、「罰」による苦痛に対処できないと感じたときには、「ストレスシステム」の本能的な反応にただ従っただけの、望ましくない行動が誘導されてしまうことがあるからです。

そうなってしまうと、たとえば、子どもは「その場しのぎ」の解決を目指して、悪事の証拠を隠そうとしたり、すぐにばれるような嘘をついたりするかもしれません。あるいは、相手が自分より「強いか、弱いか」という判断に基づいて、威圧感のある父親の前では従順なのに、優しい母親と二人のときには暴君のように振る舞う、という態度を取るかもしれません。または、本当はそんなことをしても誰も幸せにならないと分かっているはずなのに、暴力したりものを壊したりして、その場をめちゃめちゃにしようとするかもしれません。

このような子どもの不適切な反応に対しては、大人は力ずくで制圧すべき、という考え方もあるでしょう。しかしそんなことをしても、子どもはさらに混乱して怒り狂うか、最後は屈服して「不動化システム」が発動してしまうこともあります。そして、怯えて抵抗するのをやめて、急に従順になるかもしれません。これをみて、大人が「成功体験」と学習してしまうと不幸の始まりです。力ずくで屈服させられたこころでは、怒りや混乱はただ眠っているだけで、意識の奥底でくすぶり続けるのです。さらに困ったことに、叱責の苦痛が強すぎると、怖かったり辛かったりという、漠然としたイメージだけが記憶されて、肝心な、「叱られた理由」を覚えていないことがあります。なぜなら、苦痛が強すぎると、「エピソード記憶」の生成で重要な海馬の働きが抑制されてしまうからです。これでは、しつけの効果は期待できず、トラウマを植え付けただけ、ということになってしまいます。

このように、「罰」や「叱責」を使って、子どもの行動を修正しようとすると、色々な副作用が生み出されてしまうことがあります。では、いったいどのようにして、子どものよくない行動を効果的に修正しながら、しつけを行えばよいのでしょうか。

行動分析学が導き出したひとつの回答は、負の報酬を与える代わりに、正の報酬を与えないようにする、ということでした。アキラ君の買い物の場面で考えるなら、たとえ彼が「床の上に落とす」という行動に出たとしても、何も反応せず「無視」をして、ただ淡々と「お菓子は買いません」という、最初の親の判断を繰り返し伝えるのです。このとき、情動調律はせず、彼がどのような態度をとっても、同じ口調で同じ内容を伝えることが重要です。そうすれば、一時的には要求が満たされなかったことに激怒したとしても、そのことでは何も変わらないと悟り、そのうちあきらめてアピールは止まるはずです。

もうひとつの方法として、修正すべきよくない行動を消去するのではなく、増やしてほしい別のよい行動を強化する、というやり方があります。買い物の場面で考えるなら、お菓子を買ってもらうための不適切なアピールに応答するのではなく、お母さんの手伝いをしてほしい、という、別の提案をアキラ君に伝えることが考えられます。もしアキラ君が応じてくれたなら、すかさずたっぷり情動調律しながら褒めて正の報酬を与えます。結果として「注目を得たい」という最初の欲求は満たされることになります。そうすれば、「床に落とす」という行動によってアピールするよりも、手伝いをしてお母さんを助けた方が、必要としていた報酬を効果的に獲得できるということを学習してもらうことができるのです。

「無視」による対応の利点と問題点

子どもの困った行動の背景には、もしかすると親の注目を得たいという欲求が潜んでいるかもしれません。行動分析学によると、そのような困った行動を減らす最善の方法は、何も反応しないこと、すなわち「無視」を貫くということです。しかし実際の子育てで、養育者が「無視」という手段を行使することには、よい面とよくない面があります。「無視」を使うことの大きな利点は、養育者が、子どもの感情の乱れに巻き込まれることを防ぐということです。一方、その欠点は、もしかすると養育者が、子どもが本当に訴えたかったことを見落としてしまい、必要な援助を与える機会を失うかもしれないということです。

ここで再び、アキラ君の家族の事例を見てみましょう。四歳のアキラ君には、ミサキさんという、七歳のお姉さんがいました。自閉スペクトラムのあるアキラ君と違って、ミサキさんには特に発達障がいはなく、むしろしっかりした性格で、お父さんもお母さんも、ミサキさんのことをいつも頼りにしていました。しかし、ミサキさんはときどき、両親がアキラ君のことでかかり切りになってしまう様子を、寂しいと感じていました。その上、最近学校で友だちとうまく行かなくて、少し気持ちが沈んでいました。ある日の夕方、ミサキさんはとても不機嫌でした。お母さんは、娘の様子が少し変だと気づきましたが、彼女が「しっかりした子」であると思い込んでいたので、「そのうち治まるだろう」と深く気に留めることはありませんでした。

お母さんは、アキラ君の言葉の発達が遅いことを、とても心配していました。ところが最近、アキラ君がジグソーパズルを作るのが得意だということを発見しました。その日もいつものように、お母さんはジグソーパズルを使って、アキラ君との知育活動に熱心に取り組んでいました。そしてミサキさんはその隣で黙って宿題をしていました。ところが宿題の問題文に、ミサキさんには意味の分からない言葉が含まれていて、お母さんにそれを質問しました。しかし、お母さんが質問に答えようとしているその最中に、アキラ君はパズルを完成させて、「できた」と叫んだのです。お母さんはミサキさんとの会話を中断して、アキラ君の方を振り向きました。このとき、とうとうミサキさんの怒りが爆発してしまったのです。

ミサキさんは、アキラ君の完成したてのパズルをバラバラに壊してしまいました。そして、アキラ君はパニック状態となり、大声をだしながら頭を床にぶつけ続ける自傷を始めました。

お母さんは驚いてミサキさんを怒鳴りつけてしまいました。ところがミサキさんは泣きながら家を出て行ってしまい、ちょっとした騒動に発展してしまったのです。お母さんは、ミサキさんが寂しい思いをしていたということに、このときようやく気づいて深く反省しました。しかしミサキさんは、その後もときどき何か欲求不満があるとお母さんやアキラ君が困るようなことをわざとして、お母さんを挑発するようになってしまったのです。

このミサキさんの挑発を行動分析学的に考えると、その目的はお母さんの「注目を得ること」です。したがって、挑発を減らすための最善の方法は、反応せず「無視」を貫くことです。姉が弟にヤキモチを焼いて寂しさを感じるのは普通のことで、それ自体は悪いことではありません。問題は、寂しさを感じたときに挑発という間違った方法でそれを表現したということです。そうではなくて、言葉で伝えるなど、別の方法で寂しさを表現すればよかったのです。

したがって、行動分析学的に正しい対応は、寂しさを感じたときの訴え方を教えた上で、よい方法で訴えたときには、たくさんの注目を与え、挑発のようなよくない方法で訴えたときには、反応せず「無視する」ということです。幸いなことに、ミサキさんのお母さんは、支援者から適切な助言を受けて、このような冷静な対応を心がけました。そして、ミサキさんの挑発行動は減り、親子の信頼関係はより深いものとなったのです。

しかし、実際の子育ての場面で、同じようなやり方がいつも通用するというわけではありません。なぜなら「無視」を心がけることで、養育者が、子どもが本当に訴えたかったことを見逃してしまうかもしれないからです。そもそも寂しさを感じて、「声」を出して親に訴えるという行動は、「別離・悲嘆」という、人間や動物が脳に生まれつき備えている、「情動回路」の働きによって引き起こされるものです。これは生まれつきあったもので、行動分析学的な「強化」と「消去」の原則によって、学習して身につけたものではありません。この「声」はもしかすると、こころや身体に発生している重大な危機を、無意識のうちに訴えているのかもしれません。そして、子どもが発する「声」に応答して世話をしようとする行動も、親に生まれつき備わっている「世話」という情動回路による本能的な反応です。この生き物としての自然な反応を、「無視」して抑制してしまうということには、危険が伴うのです。

ミサキさんは、もともとしっかりした性格の持ち主で、これまでに両親との十分な信頼関係を築いていました。そのため、お母さんが「無視」を使って挑発に対決しようとしたときに、自分で切りかえて、より伝わりやすい方法で、思いを表現できるようになりました。しかしもし、子どもが「赤ちゃん」だったとしたら、ただ泣いて訴えるだけで、養育者が困りごとに気づいて、その必要を満たしてくれるはずです。なぜなら、赤ちゃんにとって、泣いて訴えるというのは、正しい訴え方だからです。そして、この赤ちゃんの訴えに「無視」をすべきだと主張する大人は、めったにいないはずです。

大人が子どもに適切に対応して、行動を修正しようとするのであれば、子どもが本当に助けを求めている悲痛な叫びと、誤学習によって身につけてしまった不適切な挑発とを、冷静に区別する必要があります。しかし、養育者の方が子どもへの対応に困り果ててしまうと、冷静に判断することが、難しくなってしまいます。だから、挑発のような、周囲の人たちのこころをかき回す激しい訴え方に対しては、「無視」というテクニックも上手に活用して、合理的な解決を目指したいものです。そして、乱れる子どものこころの距離を保ち、大人自身が、不必要にこころを乱してしまわないことが肝要です。もちろん親にとって、ストレス状態にある子どもの「声」を「無視」するということは、それはそれで難しいことです。しかし、親が過剰に反応して混乱を拡大しないように、注意することも必要なのです。

もしも「無視」が難しければ、挑発にはすぐに反応せず、数秒でもよいので少し時間を置いてから、応答するとよいかもしれません。そうすれば、挑発の意味は何か、子どもは本当は何をしてほしかったのか、ということに大人が考えを巡らせる時間の余裕が生まれます。その上で、子どもの挑発的な行動に応答するのか無視するのかを判断すればよいのです。あるいは、アキラ君の支援者がオフィスで実践したように、挑発を挑発と知った上で、わざと巻き込まれたフリをしてみるのもひとつの方法です。要は、大人の方が冷静さを失うことなく、よく考えてから対応を決めるということが大切なのです。

九対一の「ギヴ・アンド・テイク」

子どもたちに、社会のルールを守りながら成長してもらうために、しつけをするのは大人の責任です。しつけでは、行動分析学の考え方に基づいて、しばしば「罰」と「ご褒美」が使われます。つまり、何が「得」で何が「損」なのかを子どもたちに示した上で、自分の意志で

「得」な選択肢を選んでもらおうとしているのです。ところが、子どもたちのこころが十分な「栄養」で満たされていないと、たとえ「損得の地図」が示されていたとしても、子どもたちは自分の意志では、「得」の方に向かって動くことはありません。それどころか、逆にあえて「損」をする方向に突き進んでしまうこともあります。

効果的にしつけを行うためには、子どもにそれを受ける準備ができているかどうかを、適切に見極める必要があります。生まれたばかりの赤ちゃんは、しつけではなく、養育者からの全面的な世話を必要としています。しかし成長に伴って、少しずつ、安全に活動できる領域は拡大し、より広い世界を探索するようになります。探索には失敗がつきもので、色々な経験をしながら子どもは学習し、より適応的な行動を身につけていきます。このタイミングで、大人は子どもが社会のルールに従って学習できるようにするために、しつけを行う必要があるのです。

ところが、子どもはいつでも、大人が期待した通りにしつけの指示に従ってくれるとは限りません。反発したり反抗的な態度を取ったりすることもあれば、一度は聞き入れてもすぐに忘れてしまい、同じ失敗を繰り返すこともあります。では、もしも子どもが自業自得のよくない行動によって失敗をして、そのことで感情を取り乱したとしたら、しつけのためには、大人はどのように対応すればよいのでしょうか。寄り添って慰めればよいのでしょうか。それとも、無視をして様子を見ればよいのでしょうか。

たとえば、ある小さな女の子が、入ってはいけないと言われていた空き地に入って、つまずいて転んでしまい、痛みと恐怖のために泣き出してしまったとします。この子の混乱した感情は、そばで見ていた母親のもとに走り寄って行き、その胸に飛び込んで抱きしめてもらえば、スーッと鎮まっていくかもしれません。しかし行動分析学の観点で考えると、これはよい対応ではありません。なぜなら、子どもの乱れた感情に寄り添うということは、その原因となったよくない行動に、報酬を与えることになってしまうからです。

しかしだからといって、痛みと恐怖で混乱している小さな子どもを、冷たく見放して無視することが、よい対応だと言っているわけではありません。もしも、子どもが自分自身の力だけでは、乱れた気持ちを切りかえて、立ち直ることができないのなら、寄り添って慰めてあげることは必要です。しかしその上で、「言いつけ」を守らなかった自分自身の行動についても向き合って、少しは責任をとってもらわねばならないのです。

子どもの乱れた感情に寄り添うときには、大人は、子どもへの心理的な主導権を見失わないようにします。なぜなら、もしも、無制限に寄り添ってもらうことに子どもが慣れてしまうと、それが当然のことだと思いこんでしまい、無意識のうちに、大人を見下すような態度をとってしまうことがあるからです。つまり、対等ではなく、九対一の比率でもよいから、「ギヴ・アンド・テイク」の関係を保つ必要があります。もしかすると、諸般の事情で子どものいいなりにならざるを得ない場面もあるかもしれません。それでも、「少し待つ」とか「別のことで頑張ってもらう」とか、子どもの切りかえの能力に合わせて、無理のない落としどころを提示します。そうすれば、決めたのは大人であり、子どもに「譲らされた」のではないという、大人の立場をなんとか維持することができるのです。

「発達性トラウマ」を抱えた子どもたち

虐待やネグレクトの被害により「発達期」にトラウマを負ってしまった子どもたちの支援には、特別な難しさがあります。このような子どもたちが抱えてしまう問題のことを「発達性トラウマ障がい」と呼ぶことがあります。この名称は、ベッセル・ヴァン・デア・コークが二〇〇五年に、DSM-5（アメリカの『精神疾患の診断・統計マニュアル』第5版）に収載すべき新しい診断名として提唱し、残念ながら見送られてしまったものです(1)。

第一章で登場したタクヤ君の事例を思い出してみましょう。彼は八歳のとき、児童相談所の介入によって施設入所措置となりました。しかし、施設でも扱いが難しいと感じられ、児童精神科の医師が診察し「自閉スペクトラム」と診断しました。しかし彼の症状は、もしかすると正しくは、「発達性トラウマ障がい」と診断すべきものだったのかもしれません。なぜなら、タクヤ君はそれまでの育ちの経過で、様々なトラウマ的な出来事を体験していたからです。

タクヤ君のお母さんは、彼を妊娠しているときには、これから生まれてくる子どもに深い愛情を抱いていました。しかしその一方で、夫からの暴力に苦しみ、離婚を決意していました。生まれてきたタクヤ君には過敏性があり、だんだんお母さんひとりの手には負えなくなってしまいました。そしてお母さんはときどき、タクヤ君への愛情を見失い、彼を放置して、新しく出会った別の男性に癒やしを求めるようになりました。ところがこの男性は、ときどきタクヤ君に体罰を与えました。そして八歳のとき、児童相談所の介入により、タクヤ君は児童施設に入所措置となっていたのです。

施設に保護されたタクヤ君には、様々な、発達上の気になる問題があると指摘されました。そのひとつは、生理的な機能の調整困難でした。たとえば彼は、夜になると興奮してなかなか寝付くことができませんでした。また、食欲にムラがあり、強い偏食傾向もあり、そもそも食べることへの関心は希薄でした。さらに、便秘や日中の遺尿のような、排泄の問題が認められました。これらの問題は、アタッチメントの体験が不足したことにより、自律神経を制御するためのシステムが、適切に発達できなかったことと関係しています。

一方、対人関係では、人との適切な距離を保てない様子が特徴的でした。つまり、相手をどの程度警戒すべきなのか、信頼してもよいのかということを、判断したり調節したりすることが難しかったのです。施設にやってきた当日のタクヤ君は、文字通り「借りてきた猫」のようで、無表情で緊張した様子でした。しかし職員たちは、少しずつ情動調律をしながら、彼の緊張をほぐすことができました。そして数日が経過すると、落ち着きがなくて興奮しやすい、本来のタクヤ君の姿が見えてきました。しかし、今度は特定の気に入った職員に対しては強く執着する反面、そうでない職員は頑なに拒絶するようになってしまったのです。

タクヤ君が抱えていた最も大きな困りごとは、感情コントロールの苦手さでした。タクヤ君は、些細なことでも思い通りにならなかったり、予想外の出来事が発生したりすると、激しく興奮してしまい、暴言や暴力が出現してしまいました。

他にも、学習の問題や、注意集中力の問題、身体や手先の動かし方の不器用さなど、タクヤ君は、発達の幅広い領域に困難を抱えていました。そしてもし、彼に何か「発達障がい」の診断名をつけようとするならば、一見すると、「自閉スペクトラム」にも、「ADHD」にも、「限局性学習症」にも、すべてに当てはまっているように見えました。

しかし詳細に検討すると、それぞれの正式な診断基準とは微妙にずれていて、はっきりしないのです。なぜなら、発達障がいの診断基準は、それが「生まれつきの原因によって発生した」という前提で作られているからです。その前提で、診断の正確さを確保するために、様々な条件が設定されているのです。タクヤ君の症状の背景には、部分的には自閉スペクトラムのような生まれつきの発達障がいがありました。しかしそれよりも、その「育ちの環境」から、大きな影響を受けていました。だから、この事実を無視したままで発達障がいとして診断を決めようとすると、何か本質からずれてしまっているような、違和感が残ってしまうのです。

ところでタクヤ君の症状は、ヴァン・デア・コークが提唱した「発達性トラウマ障がい」には、よく当てはまっていました。発達性トラウマ障がいとは、発達期に子ども虐待などのトラウマに曝露された結果生じる機能障がいです。その症状の特徴は「感情と生理機能の調整困難」「注意力と行動の制御困難」「自己アイデンティティと対人関係の調整困難」という三領域の障がいと、PTSDの特徴を部分的に満たすことによって定義されています。そしてこの診断概念は、トラウマが発達障がいと同じように、発達プロセスのなかで子どもの心身に問題を引き起こす仕組みを適切に反映しているのです。

愛情を与えることと「脳内麻薬」との関係について

タクヤ君のように、幼少期に虐待やネグレクトなどを経験して、「発達性トラウマ」を抱えた子どもたちと接していると、なんともいえない可愛らしさを感じることがあります。もちろん、この子どもたちの、警戒心が強すぎたり、逆に馴れ馴れしすぎたり、落ち着きがなかったり、攻撃的だったりする様子に接すると、扱いが難しくて関わりづらいと感じてしまうこともあるでしょう。しかしこの子どもたちは「愛されること」に飢えていて、その気持ちを完全には隠すことができません。全身の至るところから、その渇望が滲み出しているのです。そして、こちらがそれに気づいて必要を満たすような関わりをするならば、まるで乾いたスポンジが水分を吸収するように、この子どもたちはその関わりを受け入れてくれるのです。

しかし、それはすぐに困った事態へと発展してしまいます。この子どもたちの、愛されることへの渇望は、簡単には充足されることがありません。最初は良好な信頼関係を築いたようにみえても、そのうち要求が過剰になって、対応しきれなくなってしまいます。そして、少しでも思い通りにならなければ、逆に反抗的になったり攻撃的な態度になったりします。この状況はまるで、「愛情」という依存性物質への、「禁断症状」が起きているかのようです。

支援者の善意の関わりが、望ましくない結果に終わってしまうと、支援者の意欲が削がれてしまうことがあります。たとえば、「盗み」を主たる問題としてやってきた子どもと熱心に関わって、「二度と盗まない」という決意を固めて、当事者と支援者が、共に誓ったとします。しかし大抵の場合は、少しの時間が経過すれば、そのときの前向きな気持ちは薄れてしまうものです。そして、再び同じ問題が繰り返されてしまえば、支援者は、なんだか裏切られたような気持ちになって、支援することへの意欲を失ってしまうかもしれません。

支援者がこのような失意を経験して痛手を負うと、行動分析学の理念と不適切に結びつけて、不幸な誤解が発生してしまうことがあります。すなわち、最も愛情に飢えた子どもたちへの、最善の対応は、「距離を置くこと」と「無視」をすることであり、子どもたちが必要としている愛情を与えるということが「悪いこと」であるかのように、勘違いをしてしまうのです。

では、この子どもたちにはいったい何が欠乏していて、何を補給すればよいのでしょうか。それは、本来、子どもがまだ赤ちゃんだったときに、養育者との関わりの体験によって、与えてもらうはずだったものです。その体験とは、たとえば、皮膚が接触する感覚とか、優しい声のリズムとか、身体から醸し出される甘い香りのような、直接的な「感覚」の体験です。

この感覚を与えられているとき、子どもと養育者の両方の脳では、「愛情ホルモン」と言われる「オキシトシン」が分泌されているということが知られています。しかしこのオキシトシンは、単独でその効果を発揮しているのではありません。最近の研究によると、オキシトシンの作用と関連して、脳内麻薬である「内因性オピオイド」が分泌され作用していることが、明らかになってきました(2)。そして赤ちゃんは、養育者の世話を受けているとき、このオピオイドの働きによって、「恍惚とした幸福感」のような感覚を体験しているのです。

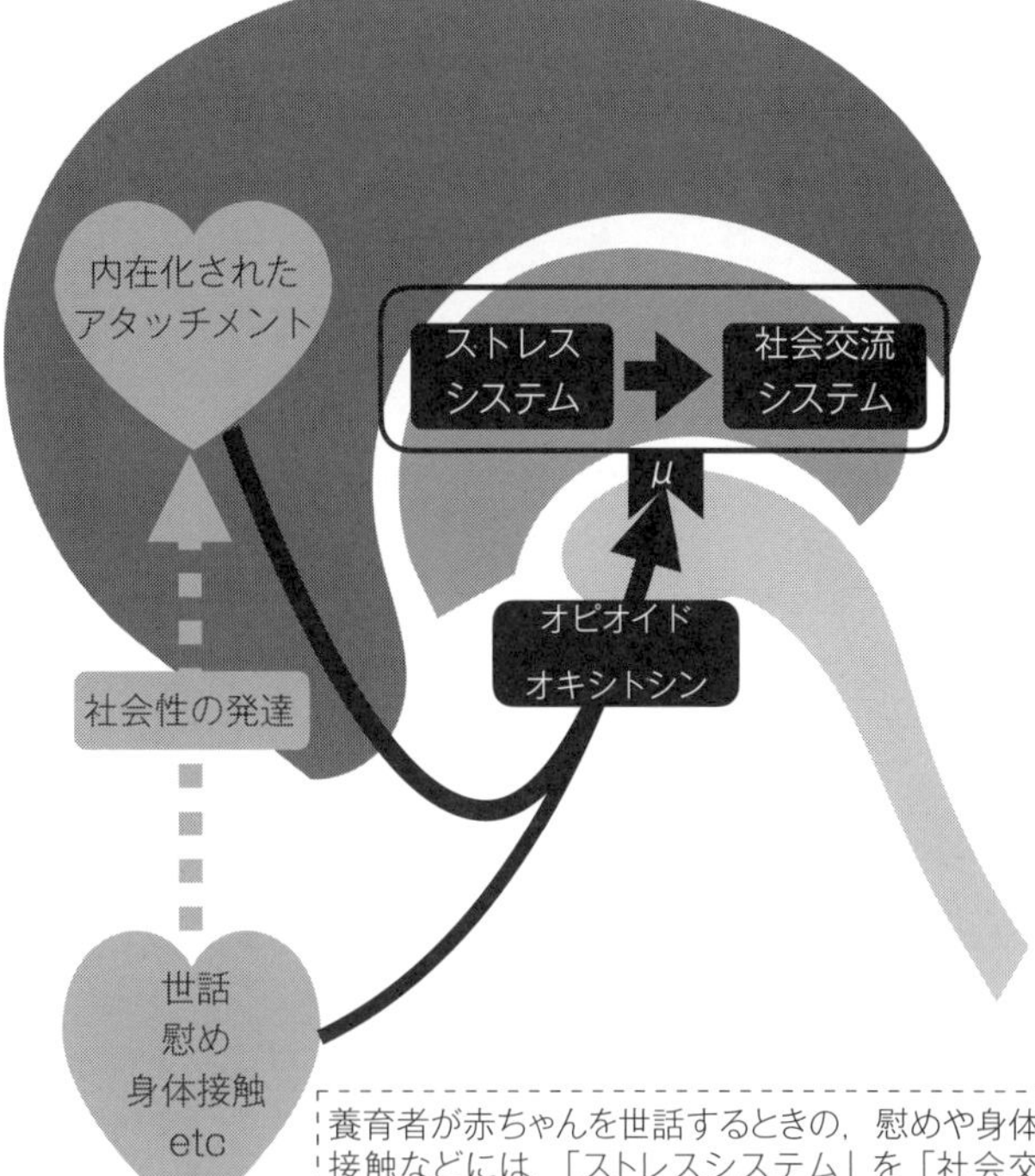

養育者が赤ちゃんを世話するときの，慰めや身体接触などには，「ストレスシステム」を「社会交流システム」に切りかえる効果があります。このとき，脳ではオキシトシンや内因性オピオイドが作用しています。扁桃体や脳幹の PAG などには，μ(ミュー) 受容体という，オピオイドの作用点がたくさん発現しています。成長すると言葉や想像力などによっても「ストレスシステム」と「社会交流システムを切りかえできるようになります。

図4-2　社会性の発達とアタッチメントの「内在化」

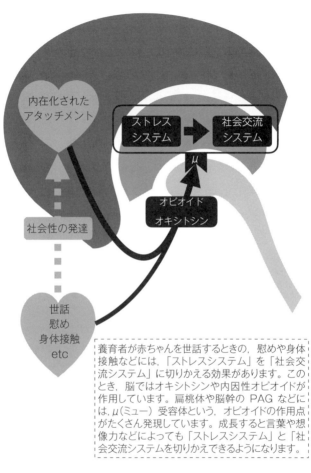

オピオイドには、「ストレスシステム」の働きを制御して、感情をコントロールするという、重要な役割があります。第二章で説明した、「ストレスシステム」の発動に関与している扁桃体や脳幹の「ＰＡＧ」と呼ばれる領域などには、「ミュー受容体」という、オピオイドの作用点が、たくさん発現しています。そして、そこにオピオイドが作用すると、「ストレスシステム」の活動が停止して、代わりに「社会交流システム」が発動するのです。

子どもの脳は、乳幼児期の適切な時期に、養育者との関わりによってオピオイドで満たされ、その幸福感を体験する必要があります。そうすれば、成長とともに養育者の直接的な世話がなくても、こころにそのイメージを蓄えることができます。そして自分自身の力で「ストレスシステム」を制御して、感情を落ち着かせることができるようになるのです。これを「アタッチメントの内在化」といいます（図４-２）。

では、適切な時期に適切な方法で世話や愛情を受けることができず、内在化されたアタッチメントの「構え」を作ることができなかった子どもたちとは、どのように関わればよいのでしょうか。これは、支援者にとって悩ましい問題のひとつです。なぜなら、適期を過ぎてから「愛情」によって子どもたちの不足を補おうとすると、まるで、違法薬物への「依存症」に罹患させたかのように、混乱を拡大してしまうことがあるからです。しかしだからといって、全く「愛情」を与えずに、行動分析学的な理屈だけを考えて対応しても、成功はしないのです。やはり私たちは、子どもたちに不足していて必要としているものを、供給する必要があります。ただ、その行為がもたらす影響を理解して、慎重に取り組む必要があるのです。

修復の順序を守るということ

アメリカの児童精神科医で、神経科学者でもあり、トラウマ臨床の第一人者であるブルース・ペリーは、『犬として育てられた少年』という書籍のなかで、アタッチメントの「傷」を負った子どもたちのこころの修復は、その「発達の順序」に従って行うべきだ、と指摘しています(3)。

子どもが発達のプロセスで、まず最初に経験すべき「社会性」の体験は、愛情深いスキンシップを通して、それがなじみ深いものであり、安心し、心地よいと感じるようになることです。そしてその次に必要なのは、一貫性と規則性のある世話を受けることによって、生命のもっとも基本的な「リズム」の感覚を身につけるということです。もしも、これらのプロセスのなかに、子どもがそれまでの経験から得られなかったものがあるならば、まずは、それを補充することから始めるべきだというのです。

このような、原始的で感覚的な社会性の「土台」をしっかり身につけたあとでないと、いくら「罰」と「ご褒美」の原則を適用して「しつけ」をしても、適切にその効果が伝わるということはありません。なぜなら、このような行動分析学の原理を用いた学習は、「脳の三層構造」でいうと、中間の層にあたる大脳辺縁系でなされているからです。しかし感覚的体験としてのアタッチメントは、それよりももっと深い、脳幹のレベルで構築されています。この「土台」をしっかりと固めることが、修復の最初の段階としてはとても重要なのです。

なぜなら、個人の発達にしても、生物の進化にしても、脳には、内側から外側に向かって発展する、という性質があるからです。もし子どもが、一番深い脳幹のレベルでの体験でつまずいているのだとしたら、まずはそのレベルの問題をしっかり修復してから、次の課題へと進む必要があります。この順序を無視して、最初から子どもに社会のルールやコミュニケーションのマナーを教えようとすることは、ペリーが本のなかで用いた比喩表現を借用するならば、まるで「幼児に微分積分を教えようとしているようなもの」なのです。

では、子どもの育ちで何か困ったことが起きたとき、育ちの順序に従って、どのように解決を考えればよいのでしょうか。第一番目に必要なことは、支援を提供する側が、子どもの特性を理解して、情動調律も使いながら「信頼関係」を構築するということです。そして二番目に必要なことは、「罰」と「ご褒美」の原則も活用しながら、社会のルールに従って生きてくために必要な分別を教えて、「切りかえの力」を身につけるということです。そして、三番目に必要なことは、恐れるべき相手と信頼すべき相手を自分の意志で判断し、生活の安全を守るための決断を自分で下すことができるような、「自立心」を身につけるということです。

この順序は、子どもが発達成長するときに、乗り越えていくべき課題の順序と同じです。最初の課題は乳児期から幼児期前半にかけての課題です。二番目の課題は、幼児期から学齢期にかけての課題です。そして三番目の課題は、学齢期、思春期から始まり、生涯をかけて発見していくような課題です。支援者や指導者が、「困りごと」を抱えた子どもと向き合うときには、仮に実際の年齢が中学生や大人だったとしても、場合によっては乳児期の課題にまでさかのぼって、そこから修復を始める必要があるかもしれないのです。

サンドラ・ポールセンは、アメリカ・シアトル市の郊外にある「ベインブリッジ島」という自然豊かな環境で、最先端のトラウマ臨床に取り組んでいます。彼女は、飼育している動物たちの力も使いながら、まだ言葉も顕在記憶もない「発達の早期」に負ってしまったトラウマを認識して処理するという、画期的な治療技術を開発し、実践しています(4)。ポールセンは、「バラバラになった花束」を「根元」から束ねていくように、最もデリケートな部分でもある、人生の早期の体験の記憶から、丁寧に包み込むように統合しながら、修復していくことが重要である、と指摘しています。

しかしながら、私たちのすべてが彼女が実践しているような専門的な治療法に習熟し、実践するということは、現実的ではありません。アタッチメントの「土台」を修復するということは、いわゆる専門家にとっても、気の遠くなるような、困難で忍耐を要する作業のひとつです。しかし「修復」とは本来特別な治療場面だけでなされるものではなく、日々の生活のなかで達成するはずのものです。そしてそれは、ある種の条件さえ整えば、何気ない日常の出来事がきっかけとなって、あっさりと達成できてしまうような、簡単な作業でもあるのです。

それでは、私たちは日常の支援の場面のなかで、どのように修復に取り組むことができるでしょうか。第二部では、傷ついた「過去」を修復しながら、「現在」発生している困りごとを解決するための、具体的な方法について、考えてみたいと思います。

第二部　実践編

日常生活のなかでもできる治療的な関わり

第五章　理解してつながることから始める支援

困りごとの背景にある家族の歴史

発達障がいやトラウマの問題が、ひとりの子どもだけの問題として完結しているということはめったにありません。多くの場合、家族全員が少しずつ問題を抱えていて、互いに影響を与えたり巻き込まれたりしながら、それぞれが複雑に絡みあって、解決が難しくなっているのです。では、発達障がいやトラウマの問題は、どのように家族全体へと拡散しているのでしょうか。その実際のイメージを、ここでは、ひとつの仮想事例を通して考えてみたいと思います。

この物語の主人公は、ハルト君という十一歳の男の子とその母親のタカコさんです。ハルト君には、思い込みが強くて人との距離感がつかめない傾向があり、保育園に通っていた頃も、小学生になってからも、友達づきあいが苦手でした。特に五年生になってからは、いじめられたりからかわれたりすることが多くなり、登校を渋るようになりました。一方、家では反抗的な態度が目立っていました。家族に向かって、激しく興奮しながら暴力することもあり、しかもそのことをあとで問いただすと、「覚えていない」と答えることがありました。タカコさんは、ハルト君への対応にとても困っていました。そして、彼の問題の背景には発達障がいがあるのではないかと考え、児童精神科の外来を受診することになったのです。

ハルト君の子育てにまつわる、「家族の歴史」を振り返ってみましょう。ハルト君のお父さんはツヨシさんという名前で、若くして会社の役員に抜擢された、未来のホープと目された人でした。一方、お母さんのタカコさんもキャリアウーマンで、これからいよいよ仕事での夢を実現させようと、希望を抱いていました。その矢先に、ハルト君を授かることになったので、妊娠を知ったとき、タカコさんはとても悩みました。しかし、新しく宿った命を大切にしたいと思い、休職を決意したのです。

出産前のタカコさんは、とても孤独だと感じていました。なぜなら、ツヨシさんは毎日帰りが遅く、実家も遠かったので、一日中、誰とも話すことがないという日々が続いていたからです。そして、これから出産を迎えようとしているのに、希望ではなく、不安ばかりを感じてしまう自分を責める気持ちもありました。しかしタカコさんは、その気持ちを誰にも話せず、ひとりで抱え込んで耐えていました。

とはいえ、出産は案外順調で、産後のしばらくは、実家からタカコさんのお母さんが来てくれて、援助を受けることができました。しかし、タカコさんのお母さんが実家に戻ってしまうと、母子が取り残されて、もとの孤独な毎日が戻ってきました。生まれてきたハルト君はとても過敏な赤ちゃんで、ずっと抱っこしていないと、すぐに泣き出してしまいました。タカコさんは、だんだんハルト君の泣き声を聴くと、胸が苦しくなって、軽いパニックを起こすようになってしまいました。しかしツヨシさんは、毎日仕事が忙しく、タカコさんの気持ちに気づくことはありませんでした。そして夫婦の溝は少しずつ深まっていったのです。

それでもタカコさんは、なんとか気をとり直して、子育てを頑張りました。ただハルト君の育ちの様子には、少し気になることがあると感じていました。ハルト君は言葉の発達が遅く、落ち着きがありませんでした。また声をかけても、反応が薄くて気持ちが伝わりにくい、と感じられました。そして一歳半の集団健診のとき、同じ月齢の他の子どもたちを見てタカコさんは愕然としました。明らかにハルト君の様子は、他の子どもたちとは違っていたのです。

タカコさんは、健診担当の保健師に相談し、その助言に従って、ハルト君を「療育」に通わせることにしました。療育とは、発達障がいのある子どもたちに、その特性の理解に基づいて、育ちに必要な体験を適切に提供するための福祉的なサービスのことです。この時点では、まだハルト君は、正式に発達障がいの診断を受けていませんでした。しかしハルト君の育ちは気になるので、まずは療育に参加させながら、様子をみることになったのです。

タカコさんは療育に熱心に取り組み、そこでは他のお母さんたちからも信頼されて、リーダー的な存在となっていました。その後タカコさんは、第二子を妊娠しましたが、それでも休み休み、療育に通い続けました。しかし、ツヨシさんは療育には批判的でした。なぜならツヨシさんにとってハルト君は「普通の子」で、タカコさんが気にしている困りごとの原因は、ときどきヒステリックになる、タカコさんの「育て方」にあると考えていたからです。

ハルト君が三歳になる少し前に、妹のリンカさんが生まれました。同じ頃、世のなかが急に不景気になり、ツヨシさんの会社は経営状況が悪化して、不本意な転職をすることになりました。そのストレスもあり、次第に夫婦の喧嘩が多くなりました。タカコさんは、夫の無理解のなか、リンカさんの子育てと、ハルト君の療育を両立させることは難しいと感じていました。そして自然消滅的に、療育に通うことを止めてしまいました。

それから八年が経過して、ハルト君は小学五年生になりました。タカコさんはパートで働きながら、二人の子育てにたったひとりで取り組んでいました。ツヨシさんは、リンカさんが一歳になる直前にうつ病を発症しました。また、仕事での鬱憤を、家族に向けて晴らそうとするようになりました。最初は軽い暴言だったのが、次第にエスカレートして、タカコさんに暴力したりハルト君に体罰したりするようになりました。そしてとうとう二人は離婚することになったのです。その後タカコさんは、一度は実家を頼りましたが、実家とも折り合いが悪く、子どもと三人で生活することを決心したのでした。

ハルト君は、言葉の発達は伸びて、小学校は通常学級に進みました。しかし、些細なことにこだわって生活が停止してしまい、どうしても叱られる場面が多くなっていました。その分、妹のリンカさんへの八つ当たりが増えて、家族関係は混乱していました。そしてタカコさんは困り果ててしまったのです。

「親ごころ」の覚醒とそのつまずき

ハルト君の両親にとって、子育ての歴史は、「親になる」という最初の段階から、つまずきの連続でした。年頃の男女が一緒になれば、そのうち子どもができて、親が生んだ子どもの世話をするということは、誰も何も疑問を感じない、当たり前のことのように思われるかもしれません。しかし、少し前までは彼ら自身も子どもだった若い男女が、急に今度は子どもを「育てる」側に立つということは、ある意味、劇的な変化が起きているともいえるのです。

親になって、子どもが自立するまでの育児をやり遂げるということは、じつはとても多くの手間と労力を要する重労働だといえます。ではいったい何が、親たちをこの重労働に向かわせる意欲を支えているのでしょうか。子育てについての社会通念上の価値観があるのは事実です。また、生んだ子は責任をもって育てるべきとの法律上の義務もあります。しかしそのようなことを何も知らなかったとしても、「動物」としての人間は、ただ単に「本能」に任せて活動しているだけでも、子どもを作って、親になることができてしまいます。

親が子どもの世話をするという行為には、動物に生まれつき備わっている本能に駆り立てられて営まれている、という側面があります。そして哺乳類の場合、妊娠や授乳を担当する母親の方が、父親よりも強くこの本能を発動させる傾向があります。そのため、この本能はしばしば「母性」と呼ばれます。「母性」は、脳に生まれつき備わっている情動回路の働きによって生み出されるものです。赤ちゃんが発する、匂いや声や肌触りなど、様々な感覚的な刺激は、母親の「母性」をくすぐり、世話をしようとする衝動を引き出すのです。

しかしながら、この母親を世話に駆り立てる本能的な情動回路は、女性だけではなく、男性にも備わっています。父親も、母親と同じくらい赤ちゃんと接触し、赤ちゃんからの刺激を受ければ、母親にまさるとも劣らない、「世話の本能」を発動させることが可能です。そのため、この情動回路には「母性」ではなく「世話」という名前がつけられています。

ところでこの「世話」という情動回路は、親がまだ幼い子どもだった時期には、活動せずに眠った状態です。ところが成長して親となり、子育てを開始する時期になると、目覚めてその働きを開始するのです。人間以外の動物の場合、たとえば、ラットは「世話」の情動回路がまだ覚醒していない状態だと、親ラットは、生んだ赤ちゃんラットに敵意を感じたり、食べてしまったりすることがあります。しかし条件が整って、ラットの「親ごころ」が覚醒した状態では、親ラットは赤ちゃんラットに愛情を感じて、世話をするようになります。

母親が子どもを妊娠しているときの、体内でのホルモンの変化は、「世話」を発動させる上で、重要な役割を担っています。また、赤ちゃんが発している、嗅覚的、聴覚的、視覚的な刺激や、別離のときに子どもが発する泣き声などは、親の「世話」を誘発します。一度何かのきっかけで「世話」が発動すると、その後は特別な刺激がなくても、その情動回路の働きは維持され続けます。ひとたび「親」になってしまえば、その「親ごころ」が、簡単に消えてしまうということはありません。親はいつまでも、親であり続けようとするのです。

親自身が、子ども時代に、どのような子育てをされていたかということは、その人が親になったときの、子育てのありかたに大きな影響を与えます。「世話」の情動回路は、自分が受けた世話の体験を記録して、それを次の世代の子育てに反映させようとするのです。

タカコさんは、弟と両親と四人の家族で育ちました。しかし、幼い頃から両親の関係は悪く、争いの絶えない毎日でした。タカコさんのお父さんは、一見、優しくて穏やかな性格のように見える人でした。しかし、お酒を呑むと人が変わり、家族への暴力もしばしばありました。そんなとき、タカコさんはいつも弟をかばって守ろうとする、責任感の強い子どもでした。

一方、タカコさんのお母さんはいわゆる「昔ながら」の家族観の持ち主でした。女性は男性に従い裏方に徹して家を守るべきだ、というのがお母さんの信条でした。しかしタカコさんは、そんな母親の考え方に反感を抱いていました。特に、酒乱で横暴な父と決別せず、服従を続ける母の態度が理解できませんでした。それで高校生の頃には自暴自棄になって、悪い友達と付き合った末、望まぬ妊娠をしてしまい、こっそり堕胎するということがありました。しかしその後は勉強して大学に入学し、優秀な成績で卒業をしました。そして仕事でキャリアを積み、自分自身の実力だけで勝負できるような、立場を築き上げようとしたのです。

その後タカコさんは、同じ会社の上司であったツヨシさんと、結婚することになりました。ツヨシさんの性格には、タカコさんのお父さんと、少し似たところがありました。ツヨシさんは、高学歴で会社での評価は高く、一見、人当たりもよさそうに見えるけれども、どこか頼りなく、いざという場面では、詭弁や屁理屈で責任逃れをしてしまう傾向がありました。そんなツヨシさんにとって、責任感があって力強く、一本芯が通っているように見えるタカコさんは、「頼りになる存在」でした。タカコさんも、地位のある人から頼られるのはまんざらでもなかったので、この二人は結ばれて、結婚することになったのです。

会社でのタカコさんは、いつも笑顔で、隙がありませんでした。しかし実際には、タカコさんのこころのなかは常に緊張状態で、リラックスしているということがありませんでした。なぜなら、タカコさんの育ちの環境は、幼い頃からいつ争いが勃発するか分からない不安定な状態が続いていたからです。そのためタカコさんは、表面的には笑顔を取り繕っていても、こころのなかは常に「ストレスシステム」が発動準備状態か、軽い発動が継続していたのです。

そのタカコさんがハルト君を授かったとき、戸惑いを強く感じてしまいました。なぜなら、普段から「戦闘モード」で順応していたタカコさんにとって、「母親になる」というこれからの自分の姿を、どうしてもイメージすることができなかったからです。それでも妊娠中の身体には、胎児の成長に伴う変化が確実に起きていました。そして、出産を迎え、初めてハルト君を抱いたときには、純粋に喜びと幸せを感じることができました。

しかし、生まれてきたハルト君は過敏な赤ちゃんでした。ハルト君は、タカコさんからの多くの世話と慰めを必要としていました。しかしタカコさんは、泣いて訴えるハルト君の感情を落ち着かせる方法が分かりませんでした。なぜなら、タカコさんはいつも軽い緊張状態で過ごしていたので、赤ちゃんを落ち着かせるために必要な「穏やかな気持ちで、身体で優しさを伝える」ということが、どうしてもできなかったからです。

そのうち、タカコさんはハルト君の泣き声を聴くと、胸が苦しくなって、軽いパニックを起こすようになってしまいました。それでも責任感が強いタカコさんは、育児書を読みながらハルト君の子育てを頑張りました。ハルト君に発達の問題があるかもしれないと分かってからは療育にも熱心に取り組みました。しかしその後は、リンカさんの出産や夫婦関係の破綻、実家との決裂など、色々なことがありました。「火事場のくそ力」を使って乗り越えてきたタカコさんの忍耐力にも限界が訪れつつありました。気づけばタカコさんは、よくないことと分かっているはずなのに、ハルト君や妹のリンカさんを、怒鳴りつけたり、叩いたりすることが多くなっていました。泣き叫ぶ子どもたちの声を聞いて、近所の人が児童相談所に通報したこともありました。そして彼女は、いよいよハルト君を受診させようと決心したのです。

理解してつながることから始める支援

困りごとを抱えた子どもや家族と出会うとき、支援者が最初にすべきことは何でしょうか。それは、子育ての問題を指摘して修正することでも、子どもの障がいを伝えて受容を迫ることでも、問題解決のためのプランを考えて提示することでもありません。まずは、支援者が当事者を知り、よい関係を作ることが大切です。なぜなら、問題が大きければ大きいほど、その背景にある事情も複雑なことが多いからです。そして、支援者がそのすべてをすぐに理解できるわけではありません。ですから、最初から決めつけたりラベル付けをしたりせず、想像力を働かせながら、興味をもって当事者の言葉に耳を傾ける必要があります。そうすれば、もしかすると当事者も、警戒心のスイッチを切って、問題の深奥を語り始めるかもしれません。

多くの当事者は、「理解されている」「受け入れられている」という感覚に飢えています。なので、支援者が当事者とよい関係を構築することができたなら、それだけでも「社会交流システム」が再び発動し、自然治癒の力が機能し始める、ということも少なくありません。このときもしかすると、支援者の方は、自分の何が役に立ったのか分からない、という物足りなさを感じるかもしれません。しかし、そういう有効性の証拠が残らない支援の方が深くこころに届き、強力な効果を発揮するということは、現場の実感としては非常によくあることなのです。

しかし当事者は、最初から「理解されること」だけを求めて支援者のもとにやってくるわけではありません。タカコさんがハルト君を、児童精神科の医師のもとに連れてやってきた目的は、ハルト君に発達障がいがあるかを診断してもらうことでした。支援者は、自分がどのような立場で当事者と関わろうとしているのかということを、わきまえていることが重要です。なぜなら、「理解してつながる」ことが必要だとしても、まるで家族や恋人でもあるかのように、どこまでも接近してしまっては、逆に問題や混乱が拡大してしまうこともあるからです。

共感や理解には、こころの特効薬ともいえるような、強力な癒やしの力があります。しかしその特効薬も、不適切に使用されたり、過剰に摂取されたりすると、依存や執着や巻き込みのような、深刻な副作用を生み出してしまいます。しかし、支援者がその職務や立場をわきまえていれば、関係性の距離に一定の「枠」を設定することができます。距離感と「枠」を維持しながらも、その範囲のなかでは必要以上に恐れることなく、可能な限りの共感や理解を提供すればよいのです。

ところで、支援者が当事者と「理解してつながる」ためには、困りごとの表面的な内容だけでなく、家族の歴史やトラウマに関する問題のような、こころの深いところで渦巻いていることについても、「分かってもらえた」と感じてもらう必要があります。そのためには、その職務の許す範囲において、困りごとの背景を、なるべく広く知るように努めます。

しかし、トラウマを負った「過去」について聞くという作業は、デリカシーが求められる作業です。なぜなら、トラウマを抱えた当事者のこころは、裏腹で複雑だからです。当事者は、本当は自分の過去について聞いてほしい、理解してほしい、受け入れてほしい、という思いを抱いているかもしれません。しかし同時に、そんなことを話したら軽蔑されるのではないか、拒否されるのではないか、傷つくのではないか、という不安を抱えているかもしれません。

トラウマについて「語ること」の難しさにも配慮が必要です。なぜなら苦痛な記憶を想起すると、そのときの苦痛な感情も、呼び覚まされてしまう可能性があるからです。また、トラウマの記憶は、しばしば起承転結のストーリーが破壊されています。そのため、順序を追って思い出そうとすると、混乱してうまく話せなくなってしまいます。だから、聞き手は語り手のこころの反応を感じ取りながら、無理な負担をかけないための配慮が必要なのです。

「過去」についての正確な情報を得るためには、生まれ育ちから現在に至るまでを、時系列に並べて整理しながら聴取しなくてはいけません。しかし、支援者が当事者の「過去」を知る目的は、裁判のための証拠収取でも、歴史物語の編纂でもありません。支援のためにまず知る必要があることは、過去の体験が現在の当事者に、どのような心理的な影響を及ぼしているのか、ということです。

タカコさんはハルト君と一緒に、児童精神科の診察室を訪れました。このとき診療した医師は、困りごとの内容や、特性や症状についての情報を聴取して、ハルト君には自閉スペクトラムとＡＤＨＤがある、と診断しました。しかし母親のタカコさんは、自分の子育てが問題で、それがハルト君の発達に悪影響を及ぼしたのではないか、と心配していました。そこでこの医師は、ハルト君の問題をより深く理解するためには、母親や家族の歴史も知る必要があると考え、タカコさんと次のような会話をしました。

まず最初に、「これは、他の子どものお母さんからもよく聞く話で、一般論なのですが」と断った上で、「親自身が子どもだったとき、その親からどのように育てられたかという経験が、子育てのやり方に影響するというのは、よくあることらしいのです。だから私は、親が自分自身の親からはしてもらわなかったようなことを、自分の子どもにはしなくてはならないと、正論ばかりを突きつけられるのはおかしなことだと考えています」と続けたのです。このように、聞き手の方が、先に自分の考えを述べておくことは、相談する側のこころを開きやすくする効果があります。そして、次のように問いかけました。

「それで聞きたいのですが、お母さんは、子ども時代の経験や、両親や家族のことについて、思い出すと、何か胸が苦しくなったり、嫌な感情がこみ上げてくるようなことはありますか。

もし、そういうことがあったとしても、今は、実際にいつ何があったのか、という、具体的なことまで教えて頂く必要はありません。ただ、そういう体験があったのか、それともなかったのか、ということだけを教えてくだされば十分です」

するとタカコさんは、しばらく沈黙したあと深くうなずき、「はい、私も両親との関係は、あまりよくありませんでした」と答えました。話しながらタカコさんは、二粒だけ、涙をこぼしていました。医師はタカコさんの表情や呼吸のリズムが発している無言のメッセージを感じつつ、そのリズムに合わせて少しの「間」を置いてから、「ありがとうございます。またいつか機会があれば、詳しくお話をお聞きしたいと思います。でも今日は、そういうことがあったということを、こころに留めておきます。お聞きして、お母さんが心配される気持ちについて、少しだけ理解ができたような気がします」と返したのです。

この会話では「言葉」によって伝えられた情報はほとんどありませんでした。しかし、トラウマについて扱うときには、このように、言語化された情報よりも、無言のメッセージに込められた感覚や感情のやりとりの方が、有益な情報を与えてくれることがあるのです。

発達障がいを診断することの意味

タカコさんは、ハルト君を児童精神科に受診させようと決心したとき、彼に発達障がいがあるということについて、十分に予想をしていたはずでした。そして、診断を受けることについても覚悟ができていたはずでした。しかし実際に医師から診断を告げられると、なんとも言えない感情が湧き上がってきて、涙が溢れるのを抑えることができません。

思えば一歳半の健診を受けた頃、タカコさんはハルト君の姿を見てこの子には発達障がいがあることを確信していました。しかし正式に診断を受けることなく年月が経過しました。そして、彼なりには成長しているハルト君の姿を見ながら、未来に希望を抱いたり、やはり発達障がいがあるのではと思い知らされたりしながら、葛藤の日々を過ごしてきました。

タカコさんは、療育を通してハルト君に言葉を教えたり、生活の問題を改善させたりできると考え、熱心にその活動に参加しました。その姿をみて、他のお母さんたちもタカコさんを信頼し、彼女はいつのまにか療育でのリーダー的な存在となっていました。しかしタカコさんは、自分が本当に苦しんでいた悩みについては、誰にも打ち明けたり、相談したりすることはありませんでした。そして、色々な事情が重なって療育を続けることができなくなってしまったのです。そのタカコさんが、今、児童精神科にやってきました。困り果てて、ひとりでは乗り越えられないと観念し、弱さを打ち明けて相談しようと決心したからです。

しかし、もしもハルト君が一歳半のときに、タカコさんが正式な診断を聞いていたとしたら、彼女はそれをどのように受け止めていたでしょうか。我が子には「障がい」があるのだから、普通に自立するのは難しいという、「あきらめ」を強要された気持ちになったでしょうか。あるいは、「少し気になる」と感じていただけの様子が、未来の可能性を奪う「絶望の兆候」に見えてしまい、焦りばかりが増えてしまったでしょうか。もしも「早期診断」が「早期絶望」

をもたらすだけのものだとしたら、それは本末転倒というものです。

発達障がいを早期に診断することの意義は、それによって、育ちを改善させるための「早期介入」が可能になるということです。ところで、早期介入というと、言葉の発達が遅い子どもたちに、言葉を教えようとしたり、落ち着きのない子どもたちに、着席の練習をさせたりするような、「訓練」を思い浮かべる人がいるかもしれません。しかし、苦手さや特性の根本を、訓練によって消失させることはできません。苦手さや特性を無かったことにするのではなく、「理解して受け入れる」ことによって、その子どもが、その子どもらしく育っていけるように支援するということも、重要な早期介入のひとつなのです。そのためには、本人や家族だけではなく、園や学校や社会の多くの人たちにも、発達障がいを知ってもらって、本人らしく育っていくことを支えてもらう必要があります。

だから、診断は、「絶望」を与えるものではなく、「連帯」を生み出すものでなくてはなりません。また、診断に用いられる言葉は、偏見を生まず、分かりやすくて、多くの人が理解を共有できる必要があります。診断を伝えるときには、診断の正確さだけが重要なのではありません。当事者が診断を受け止めるためのプロセスを支えるということも重要なのです。

発達障がいの支援で最も大切なことは、子どもと家族を「孤立」から解放することです。どんなに有能な養育者も、たったひとりの力では、ストレスを伴う多くの問題を、冷静に判断して解決することなどできません。しかし同じ問題でも、多くの人とそれを共有して一緒に考えることができたなら、心理的な負担はかなり軽減するものです。療育などの支援に携わる実際の活動では、日々の生活での困りごとについて、解決策を提案したり指導したりすることよりも、支援者と養育者が、困りごとの体験を共有することの方が大切です。なぜなら、そうすれば、養育者は子育ての悩みについて、こころからの相談をしやすくなるからです。

子どもの「自発的な」興味を見つけて対話する

児童精神科では、診察室にはふつう、親と子が一緒にやってきます。しかし、子どもと大人の受診動機には温度差があります。ハルト君を連れてやってきたタカコさんがそうだったように、親は子どもを受診させるまでに、迷ったり葛藤したりして、一大決心をしていることが多いようです。一方、ハルト君の方は何も理由を聞かされずに連れてこられたので、診察室という見慣れない風景に、ただ戸惑いを感じているだけでした。

しかし児童精神科の診療は子どもを対象とした支援です。ですから当然ながら、支援の内容を考えるときには、親の幸せや利益ではなく、子どもの幸せや利益を優先して判断します。そのためには、親からの訴えを聞くだけではなく、子どもと直接対話することにも重要な意味があります。

もし子どもが、何も理由を聞かされずに連れて来られたのだとしたら、最初の自己紹介は特に重要です。なぜなら、ここが何をするところで、支援者はどんな人なのかということを、子どもに説明する必要があるからです。このとき、子どもにも分かりやすいように、表現の方法は工夫するとしても、騙したり誤魔化したりはせず、なるべくまっすぐに伝えるように心がけます。なぜなら、自分の運命を左右するかもしれない大切なことを、大人たちが勝手に話し合って決めてしまっているという印象を、子どもに与えたくないからです。

しかし自己紹介が終わったら、それ以上は難しい話を続ける必要などありません。まずは子どもと打ち解けて、リラックスして話せる雰囲気を作ります。支援者が子どもと仲よくなるということは、支援全体を成功させるために、強力な効果を発揮します。なぜならそのことで、「支援の主役はあくまで子ども自身」という雰囲気が生まれるし、子どもが「受け入れられている」と感じることで、親も安心して話すことができるようになるからです。

子どもと直接対話するためには、子どもと目線を合わせて考えるようにします。そのためにはまず、大人が気になっている案件はとりあえず脇において、子どものこころの状態がどうなっているのかを観察します。子どもが落ち着いているのか興奮しているのか、警戒しているのか安心しているのかなどを、言葉で尋ねるのではなく、感覚で理解するように努めます。そして、子どものこころの温度に、支援者のこころの温度を合わせながら、対話を始めます。

このとき、子どもの年齢や発達段階にあわせて、コミュニケーションのチャンネルを選択します。もし相手がまだ言葉を理解しない発達段階の子どもなら、ボールをコロコロと転がして様子を眺めたり、抱き上げて「高い高い」をするような、「感覚遊び」を使ってコミュニケーションを開始するとよいでしょう。また、感覚遊びを使ったコミュニケーションは、ある程度言葉を理解できる発達段階の子どもにも活用することができます。なぜなら、このやり方は、心理的な負荷が比較的小さい傾向があるからです。

もしも言葉を使ってコミュニケーションをするのなら、子どもの発達段階に合った話題から始めるようにします。そのためには、まず、子どもの普段の生活の様子を想像してみるとよいかもしれません。普段よくみるテレビ番組や、よく遊ぶゲームやおもちゃのこと、きょうだい関係について、あるいは、保育園や幼稚園、学校での経験が子どもの関心事かもしれません。このような、子どもにとって身近な領域から会話のきっかけを探すとよいでしょう。

子どもが好きなものや怖がっているものについての情報があれば、心に留めておきます。これは、自閉スペクトラムなどの発達障がいのある子どもたちと対話する場合には、特に重要なことです。子どもによっては、電車や昆虫や歴史上の人物など、限定された領域の話題では、大人顔負けの知識と強い関心をもっていることがあります。また、特定の嫌悪の対象や、感覚の過敏性を抱えている子どももいます。たとえば、皮膚感覚の過敏性のある子どもに、不用意にスキンシップを使ったコミュニケーションを強要すべきではありません。子どもを怖がらせたり、混乱させてしまったりしては、関係づくりはうまく行かないのです。

もし、子どもが自発的に、何かの活動に興味を示したら、それを関係づくりのきっかけにすることができます。たとえば、子どもがビー玉を転がして遊ぶ積み木のおもちゃを見つけて、近寄って行ったとします。そうしたら、しばらく間を置いてから、ゆっくりと支援者も近づいて、一緒にそのおもちゃを眺めてみます。このとき、支援者の目線の位置を、子どもの目線の高さの位置に合わせてみるとよいかもしれません。そうすれば、支援者は子どもが見ている視覚的な映像を共有することができて、体験している世界を想像しやすくなります。

このようにして、支援者は子どもが自発的に抱いた興味の対象をまず共有します。そして少しずつ、何かのメッセージを子どもに送ってみます。たとえば、最初に支援者が、ビー玉を転がして遊んで見せてから、子どもにビー玉を渡して、遊んでみるように促してみてもよいかもしれません。そしてもし、子どもが応じてくれてやりとりがつながり始めたら、子どもと支援者は仲よくなることができます。このようにして一旦関係ができてしまうと、色々なことを質問したり、リクエストをしたりしても、子どもは楽しく応じてくれるようになるものです。

このやり方は、療育のような、複数の子どもたちを同時に支援するような場面でも、活用することができます。なぜなら、まずひとりの子どもと楽しく遊ぶことで、複数の子どもたちと仲よくなったり、子ども同士の対話を促進したりすることができるからです。支援者がひとりの子どもと楽しそうに遊んでいると、大抵、他の子どもたちも興味をもって、寄って来るものです。そしてもし、最初に遊び始めた子どもともうひとりの子どもの興味が一致していたら、この二人が一緒に遊べるように誘導すればよいのです。そうなれば、支援者は孤立している他の子どもの元に寄っていき、また同じように関係づくりを始めることができます。

子どもに何か新しい技能を伝えようとしているときにも、まずは子どもの自発的な興味に寄り添うという姿勢は重要です。たとえば、言葉の発達が遅い子どもたちに言葉を教えようとしているとき、一方的に聞かせて覚えさせようとすることは、効率の悪いやり方です。私たち日本人の多くは、英語などの外国語を学齢期以上の年齢になってから勉強します。このとき、教科書を使って単語や文法などを覚えたり忘れたりしながら苦労して勉強するものです。しかしもし、実際に外国に行って、仕事や遊びなどの実用場面で、学習したフレーズを使ってコミュニケーションをすれば、そのフレーズはより鮮明に記憶に残り、効率的に習得することができます。同じように、子どもが自発的に何かに関心をもって、「伝えたい」と感じたならば、そのときこそ言葉を教えるチャンスです。たとえば、子どもと支援者が身体を使って楽しく遊んだあと、子どもが笑顔になって「もういちど遊びたい」と感じたとします。このとき支援者は、その気持ちを汲み取って、「もっかいやる?」と聞いてみます。そうすると、子どもも「もっかいやる!」とオウムがえしをするかもしれません。そしてこのように、自発的なコミュニケーションとして使用された言葉は、より記憶に定着しやすいのです。

つながるために「遊び」の力を利用する

筆者は、児童精神科の医師として働いています。児童精神科の外来診療では、不本意ながら、ひとりあたりの診察に使うことができる時間は、非常に短く限られていることが多いです。そこで、子どもたちと短時間で打ち解けて、仲よく遊ぶことができるようにするために、筆者の診察室には、色々な「おもちゃ」を配置しています。特に診療で役立つのは、身体の感覚を使って遊ぶおもちゃです。たとえば、バランスボールを使って跳ねたりキャッチボールをしたり、砂時計の砂が落ちる様子を眺めながら気持ちを落ち着かせたりすることができます。

バナナを引っ張ったとき「偽物の闘い」が始まる…

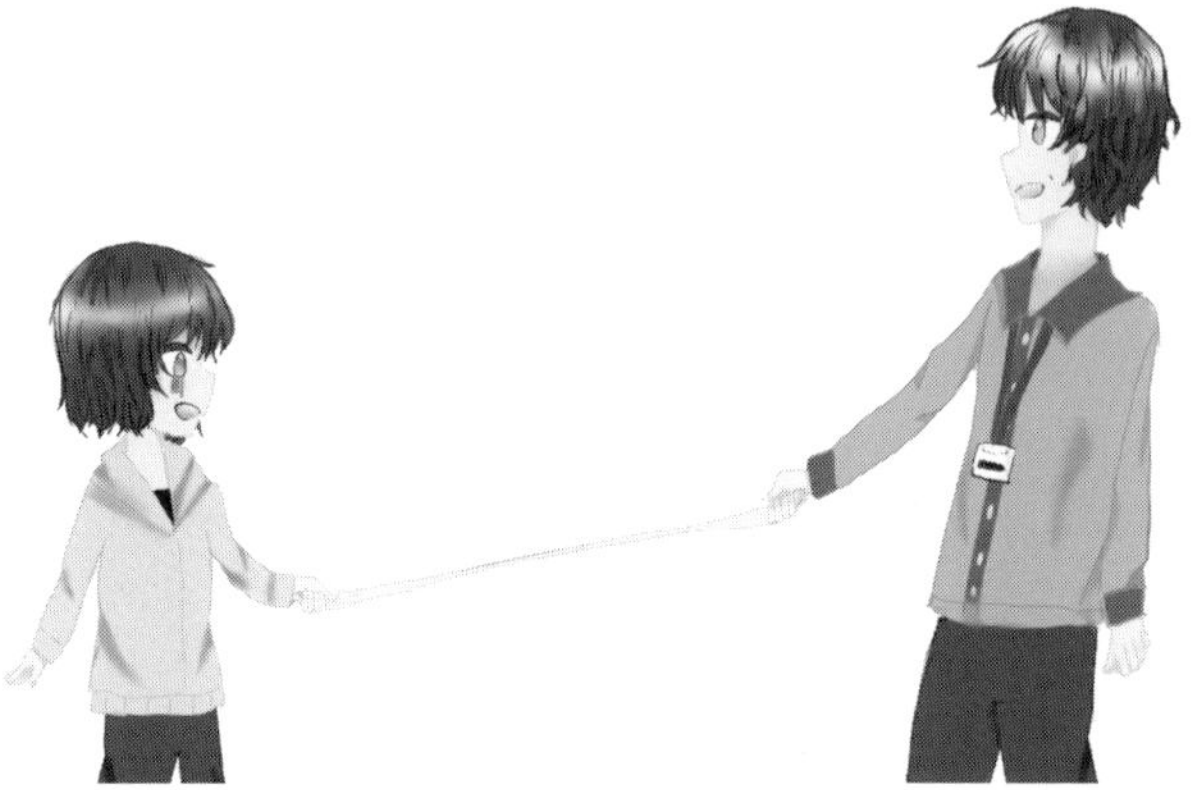

なかでも、バナナの形をした「伸びるゴム」のおもちゃは最強です。このおもちゃは、まず、見た目がバナナとそっくりなので、子どもたちはすぐに見つけて、興味を示してくれます。しかし実際に握ってみると、その手触りは本物のバナナとは違って、「スクイーズ」のような、ぶにゅぶにゅとした触感なのです。このバナナの、片方の端を子どもに握らせて、筆者は反対側の端を握ります。そして引っ張ると、バナナはびよーんと伸びていくのです。この伸ばされたバナナを、両端で握っているという状況は、なんとも言えない緊張感を生み出します。なぜなら、もしも筆者と子どものどちらかが、握っている手を離したならば、バナナは吹っ飛んで相手を攻撃するかもしれないからです。大抵、子どもが先に手を離します。そうすると、筆者は後方に吹っ飛んで、少し大げさなリアクションを

してみせます。それを見た子どもはゲラゲラと笑い、一発で打ち解けることができるのです。

一度この遊びを覚えた子どもたちは、次の診察のときも、真っ先にバナナを求めて遊びたがることが多いです。また、怖がって診察室への入室を拒否している子どもでも、このバナナを持って迎えに行けば、簡単に招き入れることができる場合があります。まずバナナを握らせて伸ばしてから吹っ飛んで、子どもを笑わせます。そして今度はお互いに両端を握った状態で子どもを引っ張っていき、そのまま部屋に誘導してしまうのです。

診察室に入ってくるとき、子どものこころの覚醒度（テンション）は、あまり高くないことが多いようです。だいたい、少し緊張しているか、わけも分からずその場にいて、キョトンとしたような、なんとなくやる気のない状態なのです。そんな状態の子どもにいきなり「本題」を問いかけたり、何かを質問したりしても、「わからない」「ふつう」「どっちでもいい」などの、広がりのない返答しか返って来ないことが多いのではないでしょうか。しかし、バナナを引っ張ることで、子どもの「ストレスシステム」を非常に軽く刺激して、覚醒度を上昇させることができます。そして多くの子どもたちは、バナナで遊んだあとの方が、はっきりと必要なことを話してくれます。

筆者はすっかりこのバナナが気に入って、色々な子どもたちと遊んでいると、子どもの性質によって、バナナに対する反応性が異なっているということに気づくようになりました。たとえば、バナナを引っ張ったとき、筆者が先に手を離すことを警戒して、すぐに手を離してしまう子どもがいます。かと思えば、たっぷり引っ張って張力を蓄えてから、筆者を思いっきり吹っ飛ばそうとする子どももいます。また、筆者が吹っ飛ぶのが可愛そうだと思うのか、手を離すことをためらったり、逆に筆者に手を離すよう求めて、自分が吹っ飛ぼうとする子どももいます。なかには、バナナが伸びた状態を怖がって、引っ張ろうとしない子どもがいます。

このようなバナナに対する反応性の相違は、軽い緊張状態における、子どものこころの反応性の相違を反映していると考えることができます。だから、バナナで遊ぶことによって、子どもの日常生活での、対人関係の持ち方を推察することもできるのです。

なぜ子どもたちは、バナナを引っ張って離すだけの単純な動作を、遊びとして楽しんでくれるのでしょうか。その理由は、動物たちも経験している、遊びの本能的な性質を知ると、理解することができます。じつは、動物たちの遊びとは、じゃれ合ったり覆いかぶさったりするような、「闘いごっこ」のような遊びです。つまり遊びの動物的な本性は、将来発生するかもしれない「闘い」を模倣した、予行練習のような活動なのです。動物たちは、この「闘いごっこ」に興じているときには、相手を完全に打ちのめすことはなく、手加減をしています。

人間の場合も動物の場合も、遊びには、「軽い闘争と、それに続く和解」という要素が、多かれ少なかれ含まれているものです。このとき、脳では、「遊び」という情動回路が活動しています。この情動回路は社会性の発達を促進します。なぜなら、人間を含む動物は、「ストレスシステム」の状態から「社会交流システム」の状態に切りかわる瞬間を共有したときに、快楽を感じつつ、相手が真の「味方」であると実感することができるからです(1)。

バナナを握って引っ張ることで、まさにこの、闘いの場面を模倣した、「遊び」の情動回路を発動させることができます。伸びたバナナはほどほどに緊張感を高めて、「偽物の闘い」を演出します。そして、手を離して筆者が吹っ飛んだとしても、その姿が滑稽なだけで、誰も傷つくことはありません。また、この「闘いごっこ」でどんな役割を演じるかは、人それぞれです。ある人は筆者を吹っ飛ばしある人は自分が吹っ飛んで、この遊びを楽しめばよいのです。遊ぶことによって、快楽を感じて、笑って、お互いが「味方」であることを確認することができます。そして、心地よい関係を構築することができるのです。

しかしながら、楽しいはずの遊びも、悪ふざけの限度を超えると相手を傷つけてしまうことがあります。遊びは油断すると簡単に、いじめや喧嘩へと変貌してしまうのです。健全に遊びを続けるためには、お互いの覚醒度（テンション）の高さを、ほどほどに保つ必要があります。すなわちお互いが、こころの「アンテナ」や「ブレーキ」を活用しながら「社会性」を発揮して、暗黙のルールの「枠」を逸脱しないように覚醒度を調節する必要があるのです。

発達障がいやトラウマが原因で、コミュニケーションの困難を抱えた子どもたちにとって、このように覚醒度を調節しながら遊び続けるということは、とても難しいことです。しかし、大人や年長者による適切な援助があれば、この子どもたちも、楽しい遊びを維持することができます。たとえば、遊びが「枠」を逸脱しそうになったときに、適切に声かけをしたり、「間」を作ったり、場面の切りかえをしたりして、遊びでの覚醒度の高さを、ほどほどに保つための援助をするのです。そしてこのようにして、適切なリーダーシップのもとで楽しく遊ぶ経験を積めば、この子どもたちの社会性も、少しずつは育っていくのです。

第六章　感情コントロールを支える「絆」と「枠」

「絆」の受容と「枠」の制限は矛盾しない

支援者が当事者を理解してつながると、両者のこころに「絆」を生み出すことができます。この、「絆」のもつ癒やしを感じることができれば、たとえ恐怖や怒りなどの苦痛な感情が襲ってきたとしても、それを落ち着かせることができます。しかし支援者はいつでも当事者の近くにいて、「絆」の癒やしを提供し続けることはできません。もしも当事者が支援者を離れて普段の生活に戻ったとき、逆に強い苦痛を感じるようになったとしたならば、それは支援の失敗であると言わざるを得ません。

ですから、支援者が当事者を支援するときには、過度に依存的な関係となってしまわないように、守るべき「枠」については確認しておくことが重要です。たとえば、支援の対象とする領域や、対応可能な時間帯、必要な料金や契約など、提供できる支援の内容について、限界と制限をはっきりさせておき、その範囲を逸脱しないように支援を継続します。「絆」による受容と、「枠」による制限は、必ずしも矛盾するものではありません。両者がバランスよく機能しているということが、安定した支援には必要なのです。

支援に求められることは、直接的な「絆」の力を使って癒やしを与え続けるということではありません。当事者が自分自身の力で、コントロールしたり解決したりできるようにすることです。たとえ最初は「絆」による直接的な癒やしが必要だったとしても、いずれはそのイメージをこころに蓄えて、支援者がそばにいなくても、その内在化した「絆」イメージの力によって、自分で気持ちの切りかえができるようになってほしいのです。

これは、赤ちゃんが成長して自立していくプロセスと似ています。赤ちゃんは、いつも養育者とつながって「絆」によって守られています。しかし成長すると少しずつ、養育者と直接はつながっていなくても、自分で切りかえたり解決したりすることができるようになります。そして子どもは、自分の力で世界を探索するようになるのです。

「絆」を離れて自分で探索するためには、「枠」が必要です。「枠」とは、安全に探索するために、行動の範囲を制限する、境界線のようなものです。「枠」の内側では、「絆」を結んだ養育者と直接つながっていなくても、その存在を感じて安心することができます。また、「枠」の内側に留まっていれば、これから起きる出来事について、見通しをもつことができて、安全に自分の意志で決断したり行動したりすることができます（図6-1）。

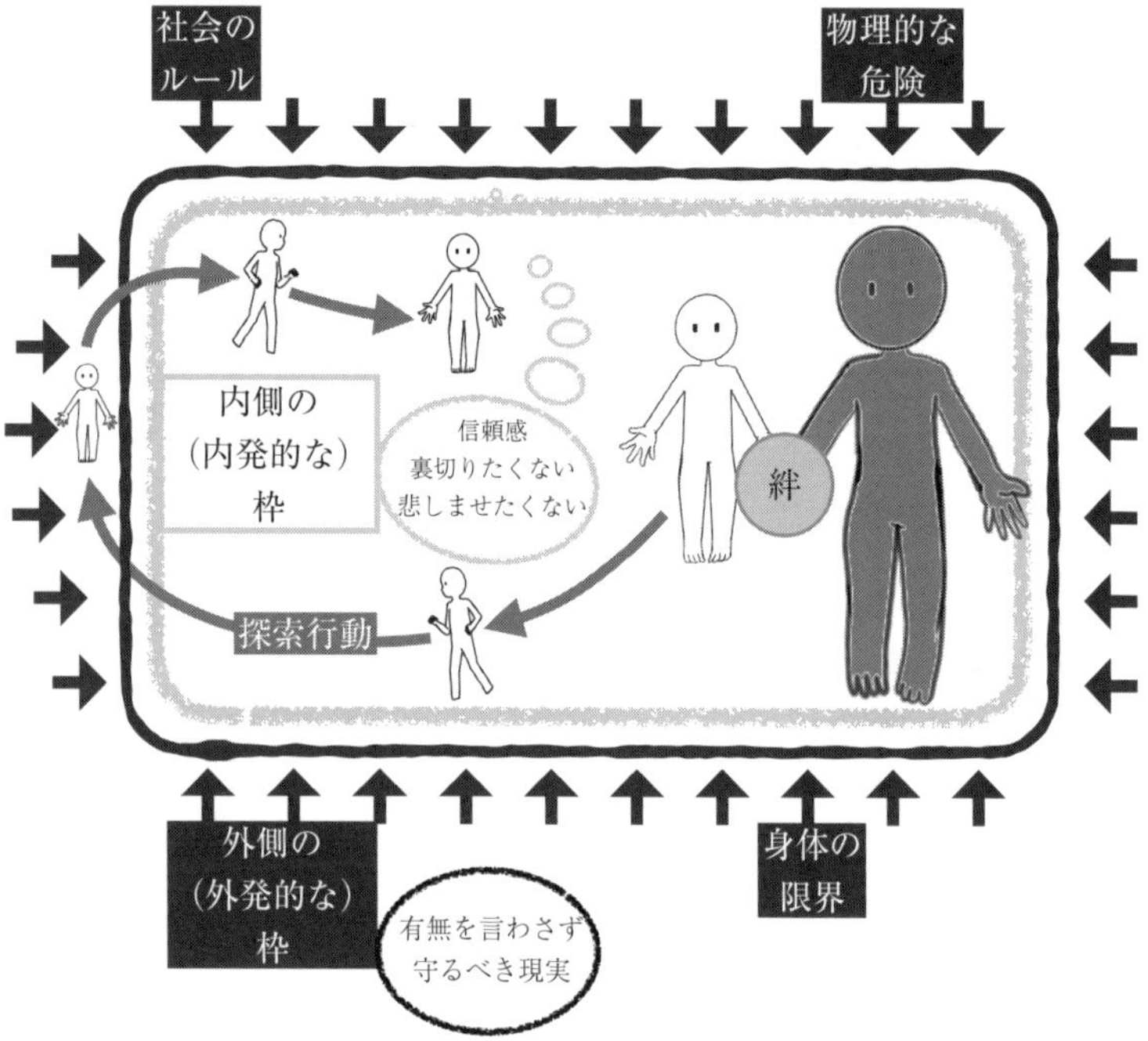

子どもは最初，養育者と「絆」で結ばれています。しかし成長すると，「絆」を離れて探索したくなります。養育者は，子どもが「枠」の外側に逸脱しないように見守っています。「枠」には「絆」が発展して自発的に作られた「内側の枠」と，社会のルールや物理的な危険のように，有無を言わさず守るべき「外側の枠」があります。「枠」の内側にいれば安全を見通せて，覚醒度を「社会交流システム」の範囲に保ちやすくなります。

図6-1　こころの安全を守る「絆」と「枠」

人間の社会には、色々な種類の「枠」があります。文字通りの「枠」として分かりやすいのは、動物たちの「なわばり」と同じような地理的な「枠」です。人間が生活できる領域は地球上の陸地の一部に限られています。そしてほとんどの人たちは、そのなかでも言語や文化が共通の、限られた地域の内部に留まって生活をしています。

社会生活の「ルール」も「枠」の一種であると考えることができます。たとえば、大小の排泄物はトイレですることや、ものを買ったら代金を支払うということなどは、誰でも当たり前のように守っている生活のルールです。また、日課や習慣がその人の独自の「ルール」になっていることがあります。たとえば、子どもたちは、毎日学校に行くことや、スポーツや楽器の練習に取り組むこと、ペットの世話をすることなどを、日常生活の「枠」として身につけていることがあります。このような「枠」があると、子どもたちは、リズムと見通しをもって安定した生活を過ごしやすくなります。

「枠」には、こころの内部から自然に育ってくる「内側の枠」と、規則や制限のように外部から当てはめられた、「外側の枠」があります。「内側の枠」は、養育者との「絆」が発展して生まれます。たとえば、「いざとなったら守ってくれる」とか、「大切な人を裏切りたくない」といった信頼感は、内発的な動機づけによって行動や感情をコントロールしてくれます。一方、社会のルールや現実が有無を言わさず突きつける「外側の枠」もあります。もしも、教育や管理の目的で、このような「外側の枠」を定める必要があるのなら、それが、本人がすでにもっている「内側の枠」と、協働できるように調整すると成功しやすくなります。

「枠」には、覚醒度を適正な範囲に保つという役割もあります。すでに述べた通り、人間や動物のこころには、「ストレスシステム」「社会交流システム」「不動化システム」という、三つの状態があります。覚醒度が高すぎると「ストレスシステム」が、低すぎると「不動化システム」が、過剰に発動してしまうことがあります。「社会交流システム」の状態を維持しやすい、ほどほどの覚醒度の範囲のことを「耐性の窓」といいます(1)。「枠」があると、覚醒度を「耐性の窓」の範囲に保ちやすくなります。もちろん、信頼できる誰かがそばにいて、慰めを与えてくれれば、もっと確実に安心を得ることができます。しかし「枠」があれば、自分自身の力で覚醒度を調節して、安定を維持することができるのです。

「絆」が先か「枠」が先か

第一章と第四章でも登場した、八歳で児童施設に入所となったタクヤ君は、生後早期から養育者からの十分な世話を受けることができず、育児放棄、すなわちネグレクトの状態で過ごしていました。そのため、タクヤ君のこころには、「絆」も「枠」も十分には育っていませんでした。このような子どもたちの支援について、正常な発達のプロセスに準じて考えるならば、先に「絆」を結んでから、次に「枠」を提示するという順序で進めるべきです。

ところが、タクヤ君のような子どもたちと、十分な「枠」のない環境で「絆」を結ぼうとすると、大きな混乱に陥ってしまうことがあります。なぜならこの子どもたちは、支援者と出会って、信頼や希望を感じ始めたときには、逆にその感覚に混乱して裏腹の行動をとってしまう傾向があるからです。たとえばこの子どもたちは、「信頼できるかもしれない」と思い始めた支援者のことを挑発したり攻撃したりしてしまうことがあります。そしてこのような「裏切り」は、支援者のこころを傷つけ、支援の環境を混乱させてしまうのです。そのため、このような子どもたちとは、最初から強固な「ルール」や「制限」をもって対峙すべきである、という考え方があります。しかし、まだ十分な信頼関係もできていないのに、窮屈な制限だけを課されてしまったら、本人は、その「枠」に敵意を感じるようになってしまうかもしれません。そうなったあとから「絆」を結ぼうとしても、なかなかうまくは行かないものです。

とはいえ、タクヤ君のような子どもたちを受け入れて、支援を開始するときには、しばしば、関係づくりと、ルールや制限などの「枠」の整備の両方を、ほとんど同時進行で進めることが必要となります。このとき、ほどほどの強さの「枠」を、外部から当てはめることになりますが、その「枠」も最初は不安定で、逸脱が繰り返されてしまいます。

タクヤ君は施設入所となったとき、最初は緊張のせいか、固まって、誰とも話をすることができませんでした。そこで、やんちゃな子どもと遊ぶことが大好きだと自負しているある職員は、第五章でも紹介したバナナのおもちゃを使って、タクヤ君のこころをほぐそうと試みました。職員が上手に導入したので、彼はこの遊びをとても気に入ってくれました。しかし彼には、手加減しながら遊ぶということができませんでした。大抵の子どもなら、バナナが伸びて、ある程度の長さになったところで、それ以上は引っ張ることをためらうものです。しかしタクヤ君は、バナナがちぎれてしまいそうになるほど強く引っ張ったので、手放したときの衝撃も強く、受け止めた職員は痛みを感じるほどでした。また、タクヤ君は、何度もしつこくこの遊びを繰り返したがり、職員が去ることを阻止しようとしました。そして職員からバナナを奪い取って逃げ回り、「返さないよ」と言ってまくし立てながら、しつこく職員をからかい始めたのです。これでは楽しく遊びを続けるということはできません。遊びが遊びであり続けるためには、ルールを守り、「枠」の範囲のなかで遊ぶことが必要なのです。

しかしタクヤ君のように、これまでの人生で、安定したアタッチメントの経験が乏しい子どもたちは、簡単には与えられた「枠」の範囲に収まることはありません。なぜなら、今までの育ちの歴史は、大人の都合で振り回されたり、信頼を裏切られたりしたことの連続だったからです。それで何度も「枠」の逸脱を試みながら、相手は本当に「味方」なのか、自分は本当に守られているのかということを確認しようとするのです。

このような子どもたちと「絆」を結ぶときには、優しさを示しながらも、子どもに対する主導権を見失わないことが大切です。もしも子どもたちが「枠」を逸脱しようと挑発してきたのなら、支援者は毅然とした態度で立ち向かうべきです。このとき、支援者自身のこころの温度は、ほどほどの範囲に保つように注意が必要です。もしも支援者自身の怒りが突き抜けてしまい、子どもと本気の対決を展開してしまっては、支援は破綻してしまいます。支援者が、自分自身も覚醒度のレベルをコントロールしながら子どもと接するということは、子どもにコントロールの「モデル」を示すことになります。支援者は、「枠」によってこころの安定と安全を守ることができるということを、このようにして、身をもって教えることができるのです。

タクヤ君とバナナで遊んだ職員は、彼との関係に「枠」をもたせるために、次にバナナで遊ぶ前には、事前にいくつかの約束をさせることにしました。まず、決められた時間に遊び終わることや、もしも他の子どもが来て一緒に遊びたがったら譲りあうことなどを約束させました。それから、タクヤ君が毎日守るべき日課とルールを確認して、タクヤ君が守れていない点を改善するように約束させました。タクヤ君は本当はこの職員が大好きなので、約束は絶対守るから一緒に遊んでほしいと懇願しました。そしてこの職員は、約束を三回確認させてから、にっこりと笑って、バナナのおもちゃを持ってきたのです。

一対一の関係が規則性と一貫性をもつこと

施設入所になったばかり頃のタクヤ君は、感情のコントロールがとても苦手でした。些細なことでも思い通りにならなかったり、予想外の出来事が発生したりすると、激しく興奮して、暴言や暴力が出現してしまいました。施設の職員たちは、タクヤ君への対応にとても困っていました。しかし、そのうちタクヤ君には信頼関係を構築した何人かのお気に入りの職員ができました。そして、その職員たちが一対一で対応すれば、気持ちを切りかえることができるようになってきました。このような「一対一」の人間関係は、タクヤ君に不足していた、養育者との「アタッチメント」の経験を補充するためにはとても重要だったのです。

しかし、彼が好きな職員が不在だったり他の子どもの相手をしていたりするときに、問題が発生していました。タクヤ君は、まだ十分馴染んでいない職員の指示や世話は徹底的に拒否して、泣き叫んだり、わざと悪いことをして挑発したりしました。挑発があまりに激しいと、他の子どもたちへの影響も危惧されます。そんなときは不本意ながら、彼の希望する通り、意中の職員が登場して慰めるということも多くなってしまいました。

アタッチメントが脆弱な子どもたちに、「一対一」での関わりの機会を提供することは、最初に必要な大切な支援です。しかしこの施設には、全部で二十名の子どもたちが入所していました。そして、日中勤務している職員は三人か四人、夜間はたったひとりですべての子どもたちに対応する必要がありました。この配置は決して十分とは言えませんが、タクヤ君が保護された時期の施設としては、標準的か、むしろ手厚い方でした(2)。この環境では、タクヤ君ひとりのために「一対一」の対応を続けるということは、とても現実的ではありません。当面のところ私たちは、与えられた制度の範囲のなかでよりよい援助を考えるしかないのです。

安定した支援を継続するためには、それを提供する組織の体制にも「枠」が必要です。さもないと、渇望状態にある子どもたちの要求はどんどん拡大して、収拾がつかなくなってしまいます。現実的で無理のない「枠」を定めて、その範囲では、精一杯、本人の必要を満たすための「関わり」を提供すればよいのです。この施設では、皆で話し合った結果、タクヤ君に「一対一」の関わりを提供するための「枠」として、「週間スケジュール」を作成することになりました。そして、決まった曜日の決まった時間には、彼がひとりの職員を独占できて、彼が中心の、楽しい時間を過ごしてもらうことにしました。その代わり、それ以外の時間は、他の子どもたちと同じように、集団のルールに従って生活してもらうことにしたのです。

この「枠」に対して、タクヤ君は最初は強く抵抗しました。しかし、「枠」のリズムが身についてくると、生活の見通しがもてるようになってきました。タクヤ君は、これから必ずやってくる「楽しみ」の時間を予測して、期待感を抱くようになりました。そしてその期待感は裏切られることがなく、必ず満たされるということを理解するようになったのです。

タクヤ君は、平日は施設から学校に通っていました。そして下校後は、施設の子どもたちと遊んだり、宿題をしたりして過ごすことになっていました。しかしタクヤ君にとって、まだ子ども同士で打ち解けて一緒に遊ぶということは、ハードルの高いことでした。そのためタクヤ君は、だいたい部屋の片隅で居心地の悪さを感じながら、ひとりで過ごしていました。

そこで「一対一」の時間のとき、ある職員は、タクヤ君がどんな遊びが好きなのかを尋ねました。するとタクヤ君は、じつはいわゆる「トレーディングカード」を使って遊ぶことが大好きだったということが分かりました。そこで「一対一の時間」のスケジュールに、週に一回だけ、ルールの分かる職員とトレーディングカードで遊ぶ時間を定めることにしました。

するとタクヤ君は、「トレーディングカードの時間」がやってくることを、楽しみに待つようになりました。そして、ひとりでカードを並べながら、「闘いのシミュレーション」をしたり、自分が勝利したときの相手の悔しそうな表情を想像して、こころをワクワクさせたりするようになりました。このように、実際に「一対一」での支援を提供できる時間が限られていても、その支援に一貫性と規則性があれば、支援がない空白の時間にも、子どもは期待感を膨らませることができようになります。

すでに述べた通り、人間や動物の脳は、実際に報酬を与えられたときよりも、やがて訪れるはずの報酬について、期待感を膨らませているときの方が、より強い快楽を感じるようにできています。一方、報酬についての期待感を抱いていたのに、その報酬が得られなかったときには、「怒り」という別の情動が生まれます。

だからこそ、夜が来てもまた必ず朝が来るように、温かみのある支援が、期待感を裏切らずに、一貫して提供されることが重要です。この「リズム」の感覚は、揺るぎない信頼を育てます。そしてこの信頼は想像力を活発にして、「絆」の存在をこころに植え付けます。タクヤ君は、「トレーディングカードの時間」について期待感を膨らませているとき、その楽しい時間のイメージをこころに描いていました。このようなイメージを蓄えるということが、アタッチメントの内在化を促進するということです。そして内在化されたアタッチメントがあれば、子どもは自分の力だけでも、感情の安定を保つことができるようになるのです。

やがてタクヤ君は、週一回の「トレーディングカード」の時間以外でも、それほどは、強いストレスを感じることなく、過ごすことができるようになってきました。すると、施設の他の子どもたちも、彼の並べているカードに興味を示して、ときどき、彼に話しかけるようになってきました。するとタクヤ君も、ときどき笑顔も交えながら、その会話に応じることができるようになりました。そしてだんだんと、施設のなかにも、彼の「居場所」が増えてきました。

そうすると、タクヤ君の精神状態は格段に落ち着いて、興奮して暴れたりすることは、ほとんどなくなってしまったのです。

自分勝手な「枠」への「こだわり」

子育てでよくある困りごとのひとつにこだわり行動があります。「こだわり」とは、自分勝手な「枠」を作ってしまい、そこから脱出できなくなっている状態だと考えることができます。たとえば、第四章で登場したアキラ君は「机の上に物が乗っていたら床に落とす」という行動をやめることができませんでした。もし彼がこの「マイルール」を阻止されたなら、それは「枠」の崩壊を意味しています。そして強い感情の混乱が発生してしまうのです。

自閉スペクトラムのある子どもたちは、しばしば「こだわりが強い」と言われます。なぜでしょうか。イギリスの精神科医で、「自閉スペクトラム」という用語の生みの親であるローナ・ウィングは、「想像力の障がい」がこだわりの原因であると指摘しています。想像力の障がいとは、興味や関心を抱くことができる対象の範囲が狭くて、その狭い領域には、とことんのめり込んでしまうということです。ウィングは、この想像力の障がいを、自閉スペクトラムの本質である、「三つ組」の特徴のひとつとして挙げています(3)。

一方、想像力とは、「絆」を「枠」に変えるために必要な能力でもあります。なぜなら、想像力があれば、信頼関係の「絆」を結んだ養育者が、たとえ今はそばにいなくても、必要なときには守ってくれると、信じることができるからです。そして自分自身の力だけでも、安心して活動できる「枠」の範囲を、拡大することができるのです。逆に、このような想像力が不足していると、安心できる「枠」の範囲は狭くなり、こだわりも強くなってしまいます。

トラウマによって健全な想像力が破壊されてしまい、こだわりが発生することもあります。なぜならトラウマを経験すると、状況が変わることによって、何か新しい危険や恐怖がやってくるのではないかという、不安を感じるようになってしまうからです。タクヤ君は、施設の職員とバナナで遊んだとき、とても楽しい気分になりました。しかし、その遊びをやめるということを、なかなか受け入れられませんでした。なぜならタクヤ君は、施設に来る前は、大人の都合で振り回されてばかりの人生だったからです。そして、遊びの楽しい時間が終わったあと、また見捨てられたり裏切られたりしないとは、信じることができなかったのです。

ところで、こだわりをもつことは必ずしも悪いことではありません。たとえば、毎朝のジョギングを習慣にしていてこだわっている人がいたとします。それは健康的だし生活の支障にもなりません。このようなこだわりには、介入したり修正したりする必要はありません。「枠」とは、その内側に留まっていれば、こころの安全を保つことができるものです。たとえそれが不合理でも、安全で本人にとって居心地がよいのなら、認めて尊重してもよいのです。

しかし、他人に暴力をふるったり、ひどく迷惑をかけたり、社会の秩序を著しく乱してしまったりするような行動が、こだわりや習慣となっていることがあります。このような、有害性の高い行動は、断固として阻止する必要があります。このとき、本人の自発的な「内側の枠」に期待するのではなく、強力な「外側の枠」によって、有無を言わさず止めることも必要です。「安全を守る」ということと、「教える」ということは、目的も手段も異なる、別のミッションです。両者を同時進行させる余裕がないときには、安全を最優先させます。たとえば、特定の相手への危険な暴力がこだわりとなっているのなら、加害者に、暴力をやめるように諭すのではなく、加害者を被害者と接触させないための介入の方が、優先されるのです。

さて、多くのこだわりは、生活の支障になっているからやめさせたいけれど、緊急を要するほどではないという、中間的なものです。このようなこだわりには、どのように対応すればよいでしょうか。これらのこだわりのすべてを認めて、本人の言いなりになってしまう、というわけにはいきません。しかし、すべてのこだわりを「外側の枠」の力だけで強引に阻止するというのも無理のあることです。

ストレスに立ち向かって「枠」を拡大する

比較的重度の自閉スペクトラムのあるアキラ君は、「毎日決まった銘柄のカップ麺を食べる」ということにこだわっていました。しかしある日お母さんは、間違えていつもとは違う銘柄のカップ麺を買ってしまいました。そしてアキラ君に食べてもらおうとしましたが、強い拒絶を受けてしまいました。そこでお母さんは、そのカップ麺を、アキラ君が気に入っているアニメのキャラクターが描かれた食器に盛り付けて食べさせようと試みました。しかし、アキラ君はそれも拒絶しました。とうとうお母さんは屈服して、いつもと同じカップ麺を買ってきました。するとアキラ君は、今度はそのカップ麺を「アニメキャラの食器で食べたい」と要求しました。そしてその日から、「指定の麺をアニメキャラの食器で食べる」という、新しいこだわりが誕生してしまったのです。このように、こだわりに屈服して容認を続けていると、許容範囲の「枠」がさらに狭くなって、日々の「生きづらさ」も増大してしまうのです。

しかし、こだわりを強引に阻止すればよいかというと、そうではありません。第五章で登場したハルト君は、幼児期には、「夕食のときは、家族全員が必ず同じ場所に座らなくてはならない」とこだわるようになっていました。この習慣を変えると彼はパニックになるため、母親のタカコさんは腫れ物を扱うように対応し、妹のリンカさんにも従うように諭していました。しかし物心がついてきたリンカさんは、兄だけが特別扱いされるのはおかしいと感じ、反発するようになりました。タカコさんは、リンカさんが怒るのも無理のないことだと感じました。

ある日タカコさんは、ハルト君からのこだわりの強要に、怒りの感情がこみ上げてくるのを抑えられなくなってしまいました。そしてハルト君を強く叩いたあと、大声を出して泣き叫びながら、ハルト君のおもちゃを部屋中に投げ散らかした挙げ句、寝室に籠もって布団にうずくまり、出てこなくなってしまったのです。普段のタカコさんからは想像もつかないような豹変ぶりに、ハルト君はあっけにとられてしまいました。

皮肉なことに、このタカコさんの怒りの爆発は、強力な「外側の枠」として作用したのか、最も効果的にハルト君のこだわりを切りかえてくれました。ハルト君は、タカコさんを心配して、「ママごめんね」と言いながら、彼女がうずくまっている布団のなかに入っていこうとしました。一方、タカコさんは「うるさい、あっちに行って」と拒絶しました。そしてその後もタカコさんは、ときどきこのような、感情の爆発を繰り返すようになってしまったのです。

しかしこのときハルト君のこころでは、混乱が解決したわけではありませんでした。強すぎるストレスと恐怖のために、「ストレスシステム」が「不動化システム」に切りかわり、未解決のトラウマとして、意識の奥深くに埋め込まれただけだったのです。そしてこのトラウマは、その後も色々なきっかけで、再現されるようになったのです。

十一歳になったハルト君は、学校生活がうまく行かず、ストレスを抱えていました。そしてその鬱憤を晴らすかのように、家のなかでは、タカコさんや妹のリンカさんに、八つ当たりをするようになってしまいました。そしてハルト君は、家で、何か些細なこだわりが思い通りにならないと、かつてのタカコさんと同じやり方で、感情を爆発させるようになってしまいました。暴力的になったり、大声で泣き叫んだり、ものを投げ散らかしたりした挙げ句、部屋に籠もって布団にうずくまり、出てこなくなってしまったのです。

こだわりを克服するということは、少しずつ現実と向き合いながら、何かを受け入れたり譲ったりして、勝手に作ってしまった「枠」を修正するということです。しかし、すでにある「枠」を逸脱したり修正したりするときには、多かれ少なかれストレスが発生するものです。「枠」とは、その内側に留まっていれば、こころの安全は保証される、というものです。しかし、「枠」を乗り越えて外側の世界に出ていけば、そこにはどんな「敵」が潜んでいるのかが分からない、という不安に苛まれてしまいます。同じように、日常生活で、習慣や行動パターンについての「枠」を修正するときにも、その結果として、どんな災いや困難がやってくるのかが分からない、という不安が発生します。そして、それがストレスとなってしまうのです。

しかし、アキラくんのカップ麺のように、このストレスに立ち向かうことを全くあきらめて、こだわりをすべて受容してばかりいると、許容範囲の「枠」はさらに縮小してしまいます。そして、生活での困りごともさらに拡大してしまいます。だからといって、ハルト君とタカコさんのやりとりのように、大人の怒りに任せてこだわりを力ずくで抑えつけるような方法もうまく行きません。この方法は、仮に短期的には効果があるように見えたとしても、長期的には、トラウマを生み出してしまったり、こころの健康を深く傷つけてしまったりするのです。

こだわりに立ち向かうためには、戦略的に、このストレスへの「耐性」を身につける必要があります。そしてそれは、こだわりの克服に限らず、発達障がいやトラウマが原因で発生する、様々な「困りごと」を克服するときにも役に立つことなのです。

細分化してスモールステップで進む

既存の「枠」を乗り越えて「困りごと」を克服するための戦略として、「スモールステップ」という方法があります。つまり、解決しなくてはいけない課題を「細分化」して、ひとつひとつこなしていけばよいということです。もしシュレッダーに、その処理能力を超えた多くの枚数の紙を、同時に挿入したらどうなるでしょうか。シュレッダーは目詰まりを起こして動作を停止させてしまうはずです。しかし、一度にたくさんを挿入するのではなく、シュレッダーの能力に合わせて、少量ずつ分割して進めれば、時間はかかっても確実に処理することができます。同じように、困難な課題を克服しようとしているときにも、一度にすべてを処理するのではなく、細分化して少しずつ解決していくという、工夫が重要なのです。

自閉スペクトラムのある人たちには、たくさんのこだわりがあります。そのすべてを一度に解決しようとするのではなく、ひとつずつ順番に解決することが大切です。そのためには、どのこだわりを先に解決すればよいかという、優先順位をつける必要があります。優先順位のつけ方には、二種類の考え方があります。ひとつは、生活への支障があって特に困っている、大きなこだわりに優先して介入するという考え方です。もうひとつは、生活への支障はそれほど大きくはないけれど、介入すれば克服できるという勝算がある、小さなこだわりを先に解決するという考え方です。

細分化という観点では、小さなこだわりを優先させた方が、その効果は高くなります。なぜなら、細分化で必要なことは、こだわりを乗り越えるとき、一度に発生する感情の乱れを小さくすることだからです。そして小さなこだわりを乗り越えたことが成功体験と感じられたなら、より大きなこだわりを乗り越えるための、土台が強化されるのです。

タクヤ君は、施設から通学している小学校で、どうしても体操服に着替えるのが嫌だという、強固なこだわりを抱えていました。そこで先生たちはやむを得ず、彼だけ特別に、私服で体育の授業に参加することを許可していました。しかし先生たちは、運動会の日には大勢のお客さんがくるので、どうしても、体操服を着てほしいと考えていました。

ところで、タクヤ君には「バンザイ」のポーズを取るのが苦手だという、別のこだわりもありました。なぜならタクヤ君は、かつて施設の職員に、両手を上げたときに「こちょこちょ」をされた経験があって、それ以来、もう二度と「バンザイ」はしないと固くこころに決めていたからです。しかしこの体験はさほど苦痛なものではなかったので、こだわりもそれほど強固なものではありませんでした。しかし、運動会で披露するダンスには、「バンザイ」のポーズをとる場面がありました。そして先生たちは、何度か彼に「バンザイ」をするようにと指導しましたが、うまくはいきませんでした。

ある日学校で、担任の先生が、タクヤ君と二人だけで話をするという場面がありました。このときは、特別何かの指導をするわけでなく、ただ彼の好きなトレーディングカードの話題で盛り上がりながら、楽しく会話をしていました。するとタクヤ君は、突然手を伸ばして先生の脇に「こちょこちょ」をしてきたのです。すると先生も「やったなあ」と応戦して、ふざけあいの楽しい雰囲気が生まれました。この流れに乗じて、先生はタクヤ君に、「手を上げろ！」と司令しました。するとタクヤ君も、思わず吹き出してしまいそうなのを我慢しているような表情で、両手を上げて「バンザイ」のポーズをしたのです。

次の体育の授業のとき、タクヤ君はしっかりと手を上げて、ダンスを踊ることができるようになっていました。すると先生たちは、そのことをたくさん褒めてくれました。タクヤ君は誇らしげな表情になって、せっかくできるようになったこのダンスを、もっと大勢の人に見てほしいと思うようになりました。そしてあっさりと体操服に着替えることを受け入れたのです。

このように、小さな「こだわり」を乗り越えた体験は、支援者と当事者の「絆」をより強固なものにしてくれます。そしてその「絆」は、さらに大きなこだわりを乗り越えるための力を与えてくれることがあるのです。

全体像の見通しをもつということ

課題を細分化して、スモールステップで解決するためには、しばしば、その全体像についての見通しをもつことが必要です。なぜなら見通しがあれば、途方に暮れてしまいそうな困難で大きな問題も、小さなたくさんの問題の組み合わせのように見えてくるからです。そしてそのひとつひとつを細分化して、少しずつ解決すればよいのです。

見通しをもつということは、感情を安定させるためには重要です。人間や動物の脳は、周囲の状況の見通しを失ったときには、「ストレスシステム」をより頻繁に発動させてしまう傾向があります。なぜなら、見通しがないと、そこが安全なのか危険なのかを、適切に判断することができないからです。

野生の動物たちが暮らす森の暮らしは、「喰うか喰われるか」のせめぎあいに溢れています。そしてそこでは、周囲の状況についての見通しをもつことは死活問題です。なぜなら、見通しを失うと、天敵が襲来したときに、察知することができないからです。そして、この森では人間も一匹の動物にすぎません。だから、もしも人間がたったひとりで探検をしていて、道に迷って夜になってしまったら大変です。昼間ならなんともないような木々の揺れる物音も、大きな危険の前兆のように感じられて、強い恐怖に襲われてしまうことでしょう。

自閉スペクトラムなどの発達障がいがある人たちは、「こころのアンテナ」の性質が独特であるがゆえに、周囲の状況を適切に見通すことができず、そこが安全なのか、危険なのかを、判断できないことがあります。そのため、まるで森のなかで夜を迎えてしまったときと同じように、些細な刺激や変化にも強く反応して、感情の混乱をきたしてしまうことがあります。

発達障がいがある人たちを支援する方法に「構造化」というものがあります。この方法は、もともとは、TEACCH（ティーチ）と呼ばれる、自閉スペクトラムへの包括的な支援プログラムの一部でした。「構造化」を用いることで、自閉スペクトラムのある人たちが、状況を適切に理解できて見通しをもった生活ができるように、環境を整えることができます(4)。

構造化を効果的に実践するためには、その人がもっている「こころのアンテナ」の性質をよく理解した上で、情報の伝え方を工夫する必要があります。たとえば、音に敏感で、少しの雑音でも気が散ってしまうような人には、音声によるのではなく、視覚的な手段によって、情報を伝えるとよいかもしれません。また、曖昧なニュアンスを汲み取ったり、場の雰囲気を読み取ることが苦手な人たちには、できるだけ具体的な表現で伝えることが重要です。

コミュニケーションにおける見通しをよくするためには、「空気語を使いすぎない」という配慮が必要になることがあります。アメリカで日本語教師をしていて、作家でジャーナリストでもある冷泉彰彦は、日本語という言語は、省略表現を多用して、言外にこめられた暗黙の了解事項を、「空気」で伝えようとする傾向があると指摘しています(5)。たとえば俳句では、五・七・五の短い言葉のなかに、読み手の想像力を刺激するような暗黙の了解事項をたくさん込めることで、表現の芸術性を高めることができます。

しかし、このような暗黙の了解は、集団コミュニケーションの場面で用いられると、それを理解できる人と、理解できない人が分断されることになり、同調圧力を高めるだけの結果に陥ってしまうことがあります。たとえば、ある学校の先生が生徒たちに、「じゃあ、いつものアレ行くよ」という短い言葉で、取り組むべき課題についての指示を出したとします。そしてもし、この不十分な情報でも、先生の意図が生徒たちに伝わったとしたら、生徒たちは先生への忠誠心があり、このクラスは団結している、という雰囲気が生まれます。しかしそのなかにたったひとりだけ、指示を理解できなかった生徒がいたらどうでしょうか。その生徒は、教室での見通しを失い、疎外感を感じてしまいます。そして、自閉スペクトラムのある子どもたちは、このような「空気語」を理解することが、しばしばとても苦手なのです。

自閉スペクトラムなどの発達障がいの有無にかかわらず、見通しをもつということは、困難を乗り越えるための有効な手段を与えてくれます。たとえば、突然、大きな災害が襲ってきたときには、誰でもパニックになってしまうものです。しかし、起こりうる災害が事前に予測できていて、十分な避難訓練や準備をしてあったならば、より冷静な対応が可能となることがあります。人は追い詰められると「ストレスシステム」が発動して、その場しのぎの解決を目指すようになってしまいます。しかし、普段の落ち着いたこころの状態であれば、もっと幅広い視野に立って、合理的な解決策を考えることができるのです。

タカコさんは毎日、朝を迎えるのが憂鬱でした。なぜなら息子のハルト君が、その日は学校に行ってくれるかどうかが分からず、見通しが立たなかったからです。朝の子どもの機嫌というものはまるで天気のようなもので、晴れている日もあれば雨の日もあり、明日の天気はそのときになってみないと分かりません。ハルト君は、朝はいつも不機嫌でしたが、ときどき、急に遅れて登校する気になって、タカコさんに、学校まで車で送ってほしいと要求することがありました。しかしタカコさんは、送って行くためには、仕事の時間調整が必要でした。また学校への連絡をどうするかという悩みもありました。タカコさんにとって、このような迷いを抱えながら、冷静な気持ちでハルト君のこころと向き合うというのは、難しいことでした。それでときどき、親子のどちらかが感情を爆発させてしまい、激しい衝突が起きてしまったのです。

しかし本当は、毎日生活をしているのだから、雨の日はどうなって、晴れの日はどうなるかということは、何度も経験をして知っているはずです。雨が降ってから傘を買いに行くのではなく、事前に傘を準備してあれば、慌てる必要はないのです。同じように、ハルト君の機嫌に対しても、朝になってからその場で考えるのではなく、何時何分にどうなっていたら、どんな対応をするのかという行動計画を、事前に立てておけばよかったのです。

ハルト君の発達障がいが診断されたあと、タカコさんは、学校と職場の支援も受けながら、朝の対応についての行動計画を立てました。たとえば、タカコさんが車で送っていく場合は、対応できる時間の制限を決めました。また、もしハルト君が遅刻してひとりで登校したときは、先生が声をかけて、教室に入るタイミングをガイドすることになりました。行動計画を決めたことで、タカコさんはハルト君への対応に、見通しと「枠」をもつことができました。そして、その範囲では、ハルト君の気持ちを汲み取りながら、じっくり交渉できるようになったのです。

学習支援と感情コントロール

学習の特定の領域で苦手さを抱えている、という子どもたちがいます。苦手さの種類は、読み書きや文章の読解、数や図形の理解など様々です。これらの苦手さの原因としては、ワーキングメモリやその他の認知機能に、体質的な機能不全があると考えられています。学習課題はいくつかの認知プロセスの組み合わせでできています。そして、有効な学習支援を行うためには、そのどの段階で子どもがつまずいているのかをまず見立てます。そして課題を細分化して、スモールステップで解決できるように支援することが重要です。

発達障がいやトラウマのある子どもたちは、しばしば、感情コントロールの苦手さを抱えています。そしてそのことによって、学習で苦手さが増幅されてしまうことがあります。学習課題に取り組むということは、そもそもストレスの原因となる活動です。なぜなら学習とは、今までもっていた知識や価値観の「枠」を超えて、未知の領域を開拓するということだからです。

「枠」を逸脱するときには、多かれ少なかれストレスが発生するのです。

取り組もうとしている学習課題に苦手さがあれば、発生するストレスも大きくなります。たとえば、書字が苦手な子どもにその練習をさせようとすると、強い苛立ちや反発を受けることがあります。このとき発生したストレスによって混乱した感情をコントロールできないと、学習の成果も得られにくくなってしまいます。なぜなら、ワーキングメモリなどの認知機能の多くは、イライラしたり落ち込んだりしていると、その性能が低下してしまうからです。

とはいえ、支援のために、何か特別な専門的な技能が必要なわけではありません。スモールステップを意識しながら、通常の学習指導を、ただ細かく丁寧に行えばよいだけです。たとえば、割り算の筆算をマスターするためには、九九が分かっている必要があるし、途中で引き算も必要になります。数字をきれいに並べて書くことや、まっすぐな線を引くことが苦手なために、混乱してしまうという子どももいるかもしれません。これらの、どのステップでつまずいているかを知るためには、ただ、子どもがその課題に取り組んでいる様子を、丁寧に観察していればよいだけです。そしてもし、繰り下がりのある引き算ができずにつまずいていると気づいたなら、その領域だけを取り出して、確実に習得できるように指導すればよいのです。

ハルト君の妹のリンカさんは、作文を書くことが苦手でした。リンカさんは、はっきりと診断は受けていないものの、発達障がいの傾向があり、特に、感情コントロールの苦手さと、学習面での困難を抱えていました。発達障がいというと男の子に多いイメージがありますが、女の子の発達障がいも少なくありません。そしてリンカさんのように、診断されないまま、見過ごされることも多いのです。彼女は、文章を考えることも、文字を書くという作業にも、同時に苦手さを抱えていたので、いつも作文の課題が出たときは、原稿用紙の前で一文字も書けずに、固まってしまうのでした。

あるとき担任の先生は、作文が書けずに困っていたリンカさんに、思いついた言葉をとりあえず「口頭で言ってみるように」と指導しました。そして、彼女が発した言葉を次々と、パソコンを使って打ち込んでいきました。それから、彼女と話し合いながら、作文の題材になりそうなものを選んで、意味が通るように並べ替えていきました。このようにして、画面上で作文をまず完成させてから、印刷したものを書き写すようにと指導しました。課題を細分化しながら指導することで、リンカさんは作業の全体像についての見通しをもつことができました。そして、気持ちを取り乱すことなく、作文という大きな課題を完遂できたのです。

このように、苦手な学習課題の克服では、教え方の工夫が大切です。しかし、苦手な領域にばかり着目するのではなく、まずは得意な活動に着目して、積極的に取り組ませることも重要です。なぜなら、得意な活動を通して、成長の喜びをまず実感してもらい、自信をつけるということが、苦手に向き合うために必要な、意欲を支えてくれるからです。学習困難の原因である生まれつきの脳の機能不全は、多くの場合、致命的な問題ではありません。大抵は、他の人よりも多くの時間をかけて工夫と努力を重ねれば、ある程度の克服は可能です。しかし難しいのは、目に見えた成果が得られにくいなかで努力を続けるための意欲を維持することです。そしてこの意欲を支えるためには、理解と支援が必要なのです。

難問は「押したり引いたり」して乗り越える

解決が難しい問題を乗り越えようとするとき、課題を細分化したり、十分な見通しをもてるように工夫したりして、当事者の心理的なストレスを軽減することは重要です。しかし現実の生活では、それだけでは行き詰まって、先に進めなくなってしまうことがあります。

このように行き詰まったときには、「押したり引いたり」というリズムを活用すると、突破口が見えてくることがあります。固くなってしまった瓶の蓋を開けようとしているとき、どんなに強い力をかけて回しても、ぴくりとも動かなくなることがあります。そんなとき、逆回転の力をかけてみて、また元の方向に力をかけて、「キュッキュッ」と、振動を与えるようにしていると、突然「パカッ」と蓋が開くということがあります。ところが、一方向だけに同じ力をかけ続けていると、どこかで何かが引っかかっていて、回せば回すほど固まってしまいます。そして、いつまでたっても蓋は開かないのです。

子育てやしつけの場面でも同じようなことがあります。たとえば家庭で親が、ずっとゲームばかりをやっている子どもに声をかけて、宿題を始めさせようとしていたとします。しかし、子どもは声かけに応じてすぐに動き出すとは限りません。子どもが従わなければ、大人はたたみかけるように言い続けてしまいます。そして、お互いに興奮して衝突してしまうのです。

このときもしかすると、子どものこころでは、親に従って動きだすべきか、それともそのままゲームを続けていようかと、迷いや葛藤が生じていたかもしれません。そこに、さらにもう一度親の声がやってきたのでは、苛立って反発してしまうのも無理のないことです。一方、親の方は、指示を出したからには当然子どもは従うものだという期待感を、多少は抱くものです。なのに子どもが動き出さなければ、腹が立つのも理解できます。そして、この怒りは子どもの反発と衝突し、激しい事態へと発展してしまうことがあるのです。

そんな事態を防ぐためには、もしも子どもが指示に従わず、苛立った雰囲気が漂ってきたならば、それ以上は声かけをやめて、少し待ってみるとよいことがあります。つまり「押してだめなら、引いてみよう」ということです。一分でも、二分でも、時間を決めて、少し待ってみて、それでも子どもが動き出さなければ、改めてもう一度声かけをすればよいのです。この短い時間を使って、大人も子どもも気持ちを整えて、冷静さを取り戻すことができます。

しつけで、親が子どもを「叱る」という行為にも、「押したり引いたり」のリズムが活かされています。なぜなら、上手に叱るためには、ただ一方的に叱るのではなく、叱ったあと「許す」ということが重要だからです。

子どもが「叱られた理由」を理解するのは、多くの場合、叱られているそのときではなく、許してもらったときです。叱られているそのときには、子どものこころでは「ストレスシステム」が発動しています。そして、ただただ悲しくて涙が出てしまいます。このときには、「なぜ叱られたのか」という理由を想像したり理解したりするための、余裕は失われています。「ストレスシステム」は、その場しのぎの判断は得意だけれども、広い視野に立って先を見通したり、冷静に判断したりすることは苦手なのです。しかし、許してもらったときには、大切な人との「絆」を取り戻して、再び「社会交流システム」の状態になります。この瞬間にこそ「今度はちゃんとやろう」「これからは気をつけよう」という気持ちが生まれるのです。

子どもの社会性が育つということは、このように、「ストレスシステム」の状態と「社会交流システム」の状態を、適切に行ったり来たりできるようになることだ、と考えることができます。そしてこのように、「行きつ戻りつ」したり「押したり引いたり」する、というリズムには、難しい問題を解決するときに必要な、エネルギーを生み出す力があります。子どもを適切に叱ったり許したりすることによって、このエネルギーを引き出しながら、社会性の発達に必要な、基本的なことを伝えることができるのです。

トラウマを抱えた人たちの「困りごと」を解決するときにも、「押したり引いたり」のリズムが役立つことがあります。トラウマがあると、フラッシュバックを回避するために、まるで自閉スペクトラムの「こだわり」のように、狭い「枠」に閉じこもって身動きが取れなくなってしまうことがあります。そして、その「枠」を乗り越えて、再び動き始めるためには、「膨らんだり、縮んだり」を繰り返しながら、こころの活動範囲を拡大していく必要があるのです。

図6-2のように、トラウマの傷が回復するときのペースは、しばしば一直線ではありません。困難な壁を乗り越えるためには、ときには「突破力」も必要です。しかし、勢いに任せて突入すれば、息切れして挫折してしまうこともあります。それでも再び立ち上がって、「押したり引いたり」を繰り返していれば、新たな解決の糸口が見つかるということもあります。

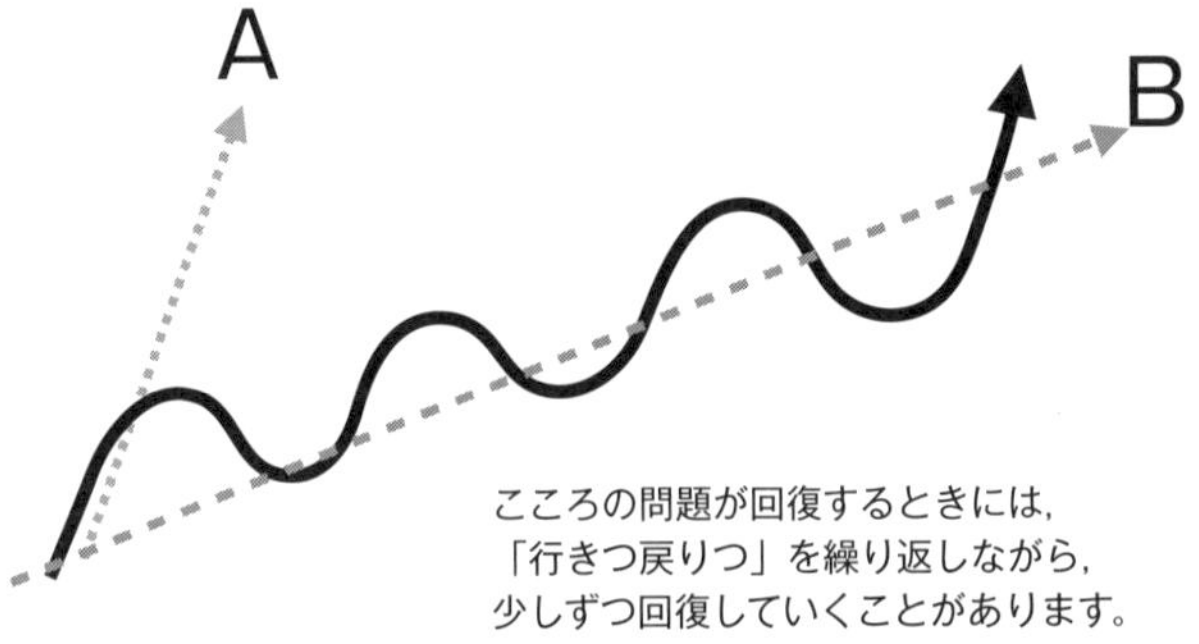
A
B
こころの問題が回復するときには,
「行きつ戻りつ」を繰り返しながら,
少しずつ回復していくことがあります。

図6-2　症状は「行きつ戻りつ」しながら回復する
ピーター・ラヴィーン著『身体に閉じ込められたトラウマ』(2016, 星和書店)に掲載されている図を参考にして作成

ピーター・ラヴィーンは、彼が開発した画期的なトラウマの治療技法でのキーワードとして、「タイトレーション」という用語と、「ペンデュレーション」という用語を用いています。「タイトレーション」とは、「滴定」という意味です、つまり、一滴ずつ、少しずつ解決すればよいということです。一方、「ペンデュレーション」は、ペンデュラム、すなわち振り子のように、行きつ戻りつしながら困難を乗り越えていくということです(6)。

支援や治療で最初の改善を実感したとき、当事者は、図6-2のAのようにこれから急激によくなる未来を想像して、期待感を抱くかもしれません。ところがそのあとは、逆戻りの現実に直面して、落胆することも少なくありません。とはいえ、図の6-2のBのように、少しずつはよくなっていることもあり、それに気づくことも大切なのです。

第七章　トラウマを癒やす「治療的な関わり」

トラウマの「フラッシュバック」

トラウマを負った人たちは、しばしば「フラッシュバック」の問題を抱えています。フラッシュバックとは、日常の些細な出来事がきっかけとなって、過去の苦痛な体験の記憶が蘇ってしまったり、苦痛な感情が再現されてしまったりすることです。たとえば、火災を経験してトラウマを負った人たちのなかには、魚を焼くときの焦げ臭い匂いを察知しただけで、恐怖を感じてしまうという人がいます。このようにフラッシュバックは、しばしばトラウマと関連性のある刺激が引き金となって発生します。そして、過去に体験した感情やこころの混乱が再現してしまうのです。フラッシュバックの発生を、当事者が、自分の意志でコントロールすることはできません。また、いつフラッシュバックが発生するのか、予知することもできません。

フラッシュバックは、それがフラッシュバックであることを、当事者も認識しないまま発生していることがあります。たとえば、日常の何気ない対話で、相手のちょっとしたひとことに反応して、フラッシュバックが発生することがあります。このとき本当は、過去に体験した感情が蘇ってきているのに、まるであたかも、今、目の前にいる、対話の相手に向けられた感情であるかのように、当事者も相手も、勘違いしてしまうことがあります。そして、対話は混乱して人間関係は壊れてしまいます。このような混乱は、さらに当事者を傷つけて、新たなトラウマを生んでしまうことがあります。

トラウマがあると、「過去」と「現在」が入り混じって、何が問題なのかが分からなくなってしまうことがあります。トラウマは「過去」の出来事ですがフラッシュバックは「現在」の生活に影響を与えます。一方「現在」の生活にストレスが大きいと「過去」の体験のフラッシュバックは発生しやすくなってしまいます。そして「過去」と「現在」の、どちらを先に解決すればよいか分からず、迷ったり混乱したりしてしまうのです。

普通の社会常識では、いまさら変えることのできない「過去」にばかり囚われているという態度は、批判されてしまうことが多いようです。なぜならそれは、目の前の現実に向き合おうとしないことへの、言い訳のように見えてしまうからです。しかしそのような正論は、ときに人を深く傷つけてしまいます。誰もがいつでも、困難を乗り越えて前進しようという、前向きな気持ちになれるわけではないのです。なぜならこころに刺さった「過去の棘」があると、それが邪魔をしてしまい、どうしても身動きが取れなくなってしまうからです。

前章までにも何度か登場した八歳で施設入所となったタクヤ君も、フラッシュバックの問題を抱えていたようです。タクヤ君は、入所して半年も経過した頃には、施設の生活にもだいぶ慣れて、昼間は比較的安定したこころの状態で過ごせるようになっていました。しかし夜になって、眠気で意識がぼんやりしてくると、何のきっかけもなく、突然、不安でソワソワしたような気持ちに襲われることがありました。このとき、タクヤ君のこころでは、幼い頃のネグレクトの体験がフラッシュバックとして蘇ってきていたと考えられるのです。

タクヤ君は、夜、気持ちが不安定になったときには、職員たちに「そばにいてほしい」と頼みました。すると職員たちは、少しの時間だけタクヤ君の部屋に行って話をしました。しかし、長時間そこに滞在する余裕はありませんでした。そして職員が出て行ってしまうと、また、あのわけの分からない、不安でソワソワした感覚が戻ってくるのでした。ときどきタクヤ君は、部屋から廊下に出てきてしまい、大声を出したり激しく動き回ったりしました。そして、職員たちがそれを阻止しようとすると、強く反発して、まるで人格が変わったように、泣き叫んだり暴れたりするのでした。

この様子について、行動分析学の方法で考えると、タクヤ君の行動は職員の注目を得るための「アピール」であると解釈できます。行動分析学では、フラッシュバックのようなこころの内部での出来事は、「ブラックボックス」であるとして解釈せず、「現在」の生活で起きている観察可能な「行動」だけを見て、介入の方法を考えるべきだと主張しています。タクヤ君の行動の前後になにがあったのかを振り返ってみてみると、彼が騒いだとき、結果的には職員が放っておけなくなり、他の業務を中断してでも彼の欲求を満たす対応をすることになっていました。そのため、このような「アピール」には反応せず、無視を貫くというのが正しい対応といえるかもしれません。

しかし実際には、彼が廊下で大騒ぎしている状況では、入所している他の子どもたちが安眠できなくなってしまいます。そこで職員たちは話し合って、施設に設置してあった「タイムアウトの部屋」を使うことを決めました。「タイムアウト」とは、子どもの乱れた感情を落ち着かせて、不適切な行動を中断させるために、一時的に、子どもにとって報酬となりうる刺激を、完全に取り去ってしまうということです。具体的には、静かで刺激の少ない部屋にタクヤ君を連れて行き、一定の時間は、そこから出てくることを禁止することにしたのです。

この施設では、タイムアウトの時間は、年齢一歳あたり一分と定められていました。タクヤ君は八歳だったので、八分間、この部屋でひとりで過ごさなくてはなりませんでした。タクヤ君は「タイムアウトの部屋」に入れられると、最初は激しく反発して、大声を出したり壁を叩いたりしました。しかしそのうち、そんなことをしても何も変わらないと観念して、大人しくなりました。そして最後は、眠ってしまうということもありました。そのため職員たちは、タクヤ君には、タイムアウトが有効に機能していると評価していました。

しかし同じようなことは、タクヤ君が三歳のときにも起きていたのです。この頃、タクヤ君のお母さんは、夜になるとタクヤ君をひとり家に置いて、交際相手の男性と外出することが多くなっていました。タクヤ君は、母親が出かけようとしていることに気づくと、それを阻止しようとして、お母さんの体を掴んだり暴れたりして、必死で訴えることがありました。そんなとき、お母さんはタクヤ君を部屋に閉じ込めて鍵をかけてから、外出することがありました。タクヤ君は、お母さんが出かけたあとも、部屋のドアを叩いたり大声を出したりして、助けを求めました。しかしその訴えには、誰も応答することはありませんでした。そのうちタクヤ君は観念して静かになりました。そしてときには、そのまま眠ってしまうこともあったのです。

このときタクヤ君の脳では、最初は、「ストレスシステム」が強く発動していました。しかし、闘うことも、逃げることもできないと悟ったとき、「ストレスシステム」は「不動化システム」に切りかわりました。すなわち、分泌された大量のストレスホルモンや、同時に産生された内因性オピオイドなどが作用して、苦痛な感情や感覚は意識から切り離され、ぼんやりしたこころの状態になっていたのです。そして急に睡魔がやってきて、眠ってしまうということもありました。しかしこの体験は、タクヤ君の記憶から消去されたのではなく、潜在意識のなかに、深く刻み込まれていたのです。

その後タクヤ君は施設入所となり、その生活にも慣れてきました。しかし夜になると、急にあの頃の恐怖の感覚が蘇ってきたのです。タクヤ君は、三歳のときの体験を、意識して思い出せるような「顕在記憶」としては覚えていませんでした。しかし、そのときの感情や、映像の断片だけが、潜在意識のなかに眠っていて、その一部がときどきフラッシュバックとして、再現されていたのです。そのため、タクヤ君本人も施設の職員たちも、それがフラッシュバックであるということに、気づくことはなかったのです。

「制限」は理由が分かりやすい方がよい

子どもたちの生活の安全を守るためには、その原因は何であれ、危険で不適切な行動は、ときには強力な「外側の枠」の力を使って阻止することが必要です。しかしそのような場合でも、体罰や脅しなどによって、意図的に子どもに苦痛を与えるような方法は、用いるべきではありません。施設の職員たちが用いたタイムアウトという方法は、行動分析学の理念に基づいて、体罰を使わなくても安全に行うことのできるしつけの手段として考え出されたものです(1)。「タイムアウト」を有効に活用することによって、支援者は、当事者に強い負の感情を表現することなく、その行動を修正することができるのです。

しかしタイムアウトも不適切に用いると、トラウマを負った子どもに「再トラウマ」を負わせてしまう危険性があります。もしかするとタクヤ君は、「タイムアウトの部屋」に入ったとき、かつて母親に部屋に閉じ込められた体験をフラッシュバックさせていたかもしれません。そして、そのときと同じように、何を訴えても無駄であると悟り「不動化システム」を発動させて大人しくなっただけなのかもしれません。「タイムアウトの部屋」の体験は、この過去の体験を再現させて、「再トラウマ」を生み出してしまう可能性があるのです。

タイムアウトに限らず、子どもたちが自発的な「内側の枠」の力だけでは安全や規律を守れないときには、やむを得ず「外側の枠」の力を使って、強制的にその逸脱を阻止する必要があります。とはいえ「内側の枠」がほとんど育っていない子どもたちに対して、「外側の枠」の力だけを使って、強制的な管理を続けるということには限界があります。なぜなら、子どもの反発が強いと、「枠」の逸脱を防ぐためにはより厳しい制限が必要となり、そのうちに、生活がとても窮屈なものになってしまうからです。しかしだからといって、子どもの自発性だけに任せて言いなりになってもうまくは行きません。子どもの反発に屈服して何も対策しなければ、そのうち「枠」は効力を失い、逸脱が繰り返されることになってしまいます。

「外側の枠」を使うときには、子ども自身がすでにもっている「内側の枠」の力を見極めることが大切です。そして本人がもっている「内側の枠」と、あてはめようとしている「外側の枠」が、協調しながら機能できるように調整します。そうすることで、子ども自身の「内側の枠」が成長し、自分自身の意志で、秩序や安全を守ろうとする力を育てることができるのです。

オーストラリアで、虐待を受けてトラウマを負った子どもたちへの、居住型ケアに取り組む「ライトハウス財団」を創設したスーザン・バートンらは、もしも子どもたちに、何か制限を課したりペナルティを与えたりする必要があるのなら、それはできるだけ妥当性が高く「理論的」であるべきだ、と指摘しています(2)。たとえば、施設で何かの備品を「壊してしまった」という行為に対してペナルティを与えるのであれば、「就寝時間を早くする」ということよりも、「壊れた備品の修理を手伝う」というペナルティの方が、妥当性が高いということになります。なぜなら、自分が壊してしまった備品には修理が必要であるという結果は、本人がすでにもち合わせている「内側の枠」と照合しても、理解することができるからです。しかし、自分の行動とは直接関係のない、「就寝時間の変更」というペナルティを課した場合には、「敵意の懲罰によって自由を制限された」と、勘違いさせてしまう可能性があるのです。

タクヤ君の夜の行動に対して、タイムアウトを適用する場合にも、その意味を本人の視点に立って分かりやすく説明しながら、丁寧に扱う、という姿勢が重要です。たとえば、もしもタクヤ君が、夜間に騒いだり暴れたりする行動を繰り返したら、入所している他の子どもたちが、安眠できなくなってしまうかもしれません。しかしこれは施設側の事情です。本人の立場で考えるなら、そのことで、他の子どもたちのタクヤ君への風当たりが悪くなって、施設での居心地が悪くなるかもしれない、という点を強調すべきです。そして、そうならないように本人を守るためにタイムアウトが必要である、と伝えます。なぜなら、制限やペナルティは、本人を罰するためではなく、守るためにあると理解してほしいからです。

このとき可能であれば、大人が考えた解決策を押し付けるだけではなく、子ども自身にも、解決策を考えさせてみるとよいかもしれません。たとえばタクヤ君に「タイムアウトの部屋」を使ったあとの感想を聞いてみます。もし、よい印象がないのならば、他にも切りかえて落ち着くためのよいやり方がないか、本人の考えを聞いてみるとよいかもしれません。あるいは、職員の対応について、改善してほしい点やリクエストがないかを聞いてみるのもよいかもしれません。ただし、このような質問に、しっかり受け答えができるかどうかは、子どもの成熟度や精神的な混乱の度合いによっても異なるので、注意が必要です。また、これらのことを話し合うためには、タイミングも重要です。夜になって、すでにフラッシュバックのスイッチが入った状態で話をしても、タクヤ君は職員の説明を、冷静に傾聴したり理解したりすることは難しいはずです。ですから、事が起きてからその場で考えるのではなく、日中の穏やかな状態のときに、予め話し合っておくことも大切です。

いずれにせよ、フラッシュバックの有無にかかわらず、「外側の枠」も適切に活用しながら、行動の逸脱をコントロールするということは、現実の生活では必要なことです。しかしこのとき、問題行動の背景には、フラッシュバックがあるかもしれないと、一度は考えてみることが重要です。そうすることで、理解不能のように思われた子どもたちの行動の意味が理解しやすくなったり、こころのなかでの出来事を想像しやすくなったりします。そうすれば、たとえタイムアウトという最終判断は変わらないとしても、扱い方の態度や判断のタイミングなど、微妙なさじ加減が変わってくるはずです。そして、傷ついたこころはしばしば、このような微妙なさじ加減には、敏感に反応するのです。

遊びを使った「グラウンディング」

フラッシュバックの最中は、当事者はまるで「別人」のように、様子や態度が普段とは違ってしまうことがあります。このとき、こころの一部は「タイムスリップ」して、苦痛を体験した「過去」に戻っています。支援者は、当事者がフラッシュバックの渦にのみ込まれているとき、コミュニケーションの力を使ってそこから救出し、「今、ここ」の現実につれ戻すための、支援を行うことがあります。このような支援を「グラウンディング」といいます。

　ある日タクヤ君は、いつもと同じように、夜になると興奮して、部屋から廊下に出て騒ぎ始めてしまいました。しかしその日の夜勤の職員は、タクヤ君をすぐに「タイムアウトの部屋」に連れて行くことはせず、部屋に連れ戻して自力で落ち着いて眠るようにと要求しました。しかしこのときのタクヤ君は、興奮して苛立っており、とても正常に会話ができる状態ではありませんでした。そして、ベッドの柵の上に乗ってしまい、職員が何を話しかけても、大きな声で「ニャー」という奇声を発しながら、ベッド柵を強く足踏みして音を立てるという、ワンパターンな行動を繰り返すのみだったのです。

　そこで、この職員はしばらくの間、「押したり引いたり」のやりとりを続けながら、タクヤ君の反応を観察していました。そして、タクヤ

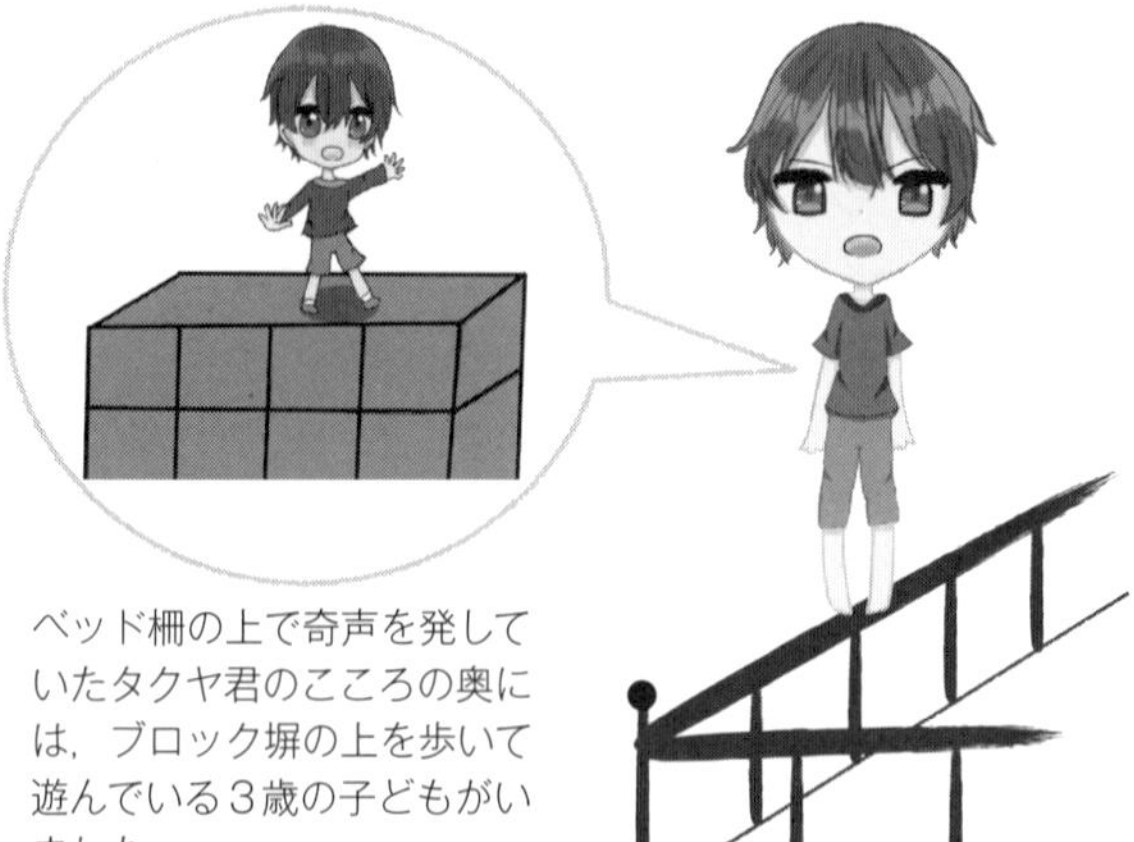

ベッド柵の上で奇声を発していたタクヤ君のこころの奥には，ブロック塀の上を歩いて遊んでいる３歳の子どもがいました。

君はフラッシュバックを起こしていて、三歳ぐらいのこころの状態に戻っているのではないか、と想像しました。三歳ぐらいの男の子は、よく高いところに登って遊ぶものです。そしてこの職員は、だんだんタクヤ君の様子が、ブロック塀の上を歩いて遊んでいる、三歳の子どものように見えてきたのです。

そこでこの職員はタクヤ君に、三歳の子どもに語りかけるような優しい口調で、「そんな細い棒の上に、上手に乗っているなんて、すごいね！」と声をかけました。するとタクヤ君は、驚いた表情で振り向いて、しばらく職員の顔をまじまじと眺めていました。職員はもう一度、褒め言葉を繰り返しました。するとタクヤ君は、だんだんと得意気な表情になって、ベッド柵の上を縦横無尽に歩き始めたのです。

職員は手応えを感じたので、さらに挑発をしてみることにしました。そして、「こっちの端から、そっちの端まで歩いていくのは、さすがに無理だよね」と言ったのです。するとタクヤ君は「できるもん」と言わんばかりに、ベッド柵の端から端までを歩いて見せてくれました。このようにして何度か遊んだあと、職員はタクヤ君に「ジャンプして、こっちに来れる？」と声をかけました。するとタクヤ君は、ベッド柵から降りて職員の隣に腰掛けました。その先は、二人はいつも通り、会話をすることができたのです。

そのあと、職員はタクヤ君に、リラクゼーションのための呼吸法と体操の指導をしてから、「三十分したらまた来る」と伝えて、部屋を出ていきました。しかし三十分後に見に来ると、タクヤ君は安心した表情でもう眠っていたのです。

この場面で、タクヤ君が本当にフラッシュバックを起こしていたかどうかは、推測することしかできません。しかし、何か感情の混乱が起きていて、普段とは異なる「パニック」の状態であったことは間違いありません。フラッシュバックの有無にかかわらず、子どもたちはときどき、感情を混乱させてパニックになってしまうことがあります。そんなとき、その様子は普段とは全く異なってしまいます。なぜなら、パニック状態ではしばしば、意識が「今、ここ」の現実からは、切り離されたようになってしまうからです。

このとき脳では覚醒度が上昇して、「耐性の窓」の範囲を逸脱してしまっている、と考えることができます。「耐性の窓」とは、覚醒度がその範囲に留まっていれば、「絆」につなぎ止められて、感情を暴走させることなくコントロールできるような、許容範囲の「枠」のことです。覚醒度がその範囲を逸脱して突き抜けてしまうと、こころは「今、ここ」の現実とのつながりを見失って、パニックになったり、固まったり、解離が起きてしまったりします。

そんな状態にある当事者のこころの混乱を鎮めるためには、表面の言動に現れている態度に直接反応するのではなくて、そのこころの「奥」では本当は何が起きているのだろうか、と想像してみることが大切です。表面的には、威張ったり、怒ったり、冷淡な態度を取ったりしているように見えていても、それはまるで「モンスターの着ぐるみ」を着て虚勢を張っているようなものなのかもしれないのです。そして、ひとたびその「着ぐるみ」を脱ぐと、その内側では、小さな子どもが、「絆」の支えを見失って泣いているのかもしれないのです(3)。その泣いている小さな子どものこころを慰めて、再び「絆」につなぎとめることができれば、パニッ

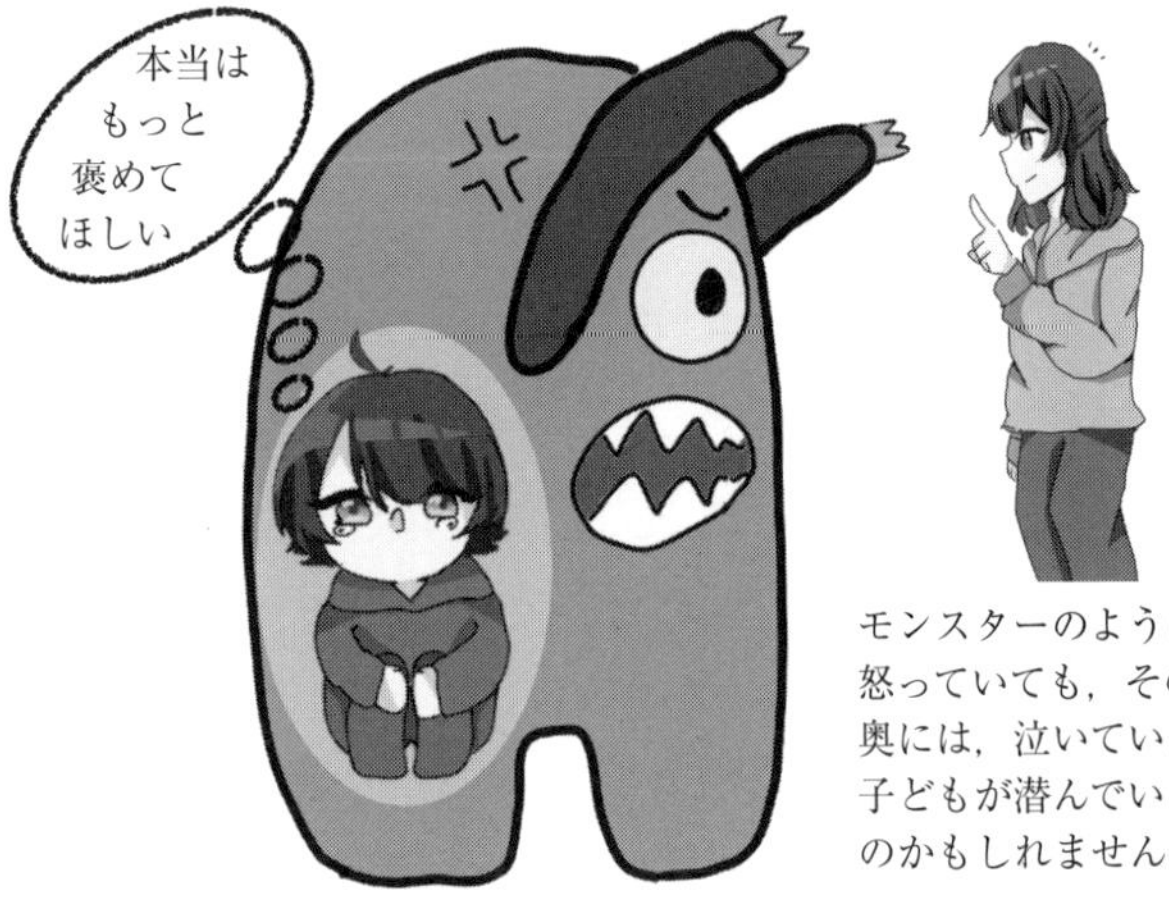

モンスターのように怒っていても，その奥には，泣いている子どもが潜んでいるのかもしれません。

クになってしまった感情の混乱は鎮静して、「今、ここ」の現実に、「着地」させることができます。このような支援のことを「グラウンディング」というのです。

ベッド柵の上に乗って興奮していたタクヤ君をグラウンディングさせるために、施設の職員は、彼のこころのなかを想像してみました。そしてもしそこに、「三歳のタクヤ君」がいるとしたら、彼は何をしてほしかっただろうか、と考えてみました。きっと彼は、もっとたくさん遊んでもらったり褒めてもらったりしたかったのではないか、と思いました。そして、何か褒める「きっかけ」はないだろうか、と考えました。すると突然、ブロック塀の上を得意げな表情で歩いているタクヤ君の姿が浮かんできたのです。

職員の褒め言葉がきっかけとなり、パ

ニック状態だったタクヤ君のこころでは、「怒り」が「遊び」へと変化し始めました。ベッド柵をスラスラと歩きながら、職員に誇らしげな態度を示し、タクヤ君は遊びにおける「勝ち」を宣言していました。しかし職員も「負け」は認めませんでした。悔しそうな表情をしてみせたり、新たな難題を提示して挑発したりしながら、遊びの継続を宣言したのです。このようなやりとりを通して、職員は少しずつ、タクヤ君の感情の混乱を、吸収することができたのです。

人間や動物の脳には、生まれつき「遊び」の情動回路が備わっています。この情動回路には、感情の混乱を鎮める癒やしの能力が備わっています。「遊び」の情動は、真の「闘い」ではなく、「闘いごっこ」のような活動を生み出します。このとき「ストレスシステム」が暴走することはなく、脳には快楽がもたらされます。たとえば、敵意に満ちた二人が、取っ組み合いの喧嘩に没頭していても、それが突然、相撲やレスリングに似たような、闘いを模倣した遊びに変貌することがあります。そうすれば、最後はお互いの強さを称え合って和解することができます。このように、「遊び」の情動には、「怒り」や「パニック」のエネルギーを吸収するという性質があり、それはしばしば、グラウンディングの支援を助けてくれるのです。

しかし「遊びごころ」というものは、怒りや恐怖に満ちたストレスフルな雰囲気からは、なかなか生まれてはこないものです。そのため、遊びを使ってグラウンディングをするためには、支援者の方は、地に足のついた、余裕のあるこころの状態を保っている必要があります。しかし実際は、当事者の感情の乱れに影響されることなく、こころの安定を保ち続けるということは、それほど簡単ではありません。なぜなら、感情には伝染性があり、よほど気をつけていないと、支援者も当事者の感情の乱れに影響されて、巻き込まれてしまうからです。フラッシュバックやパニックの問題を抱えた子どもたちへの支援の現場では、どのような方法を使って支援するか、ということだけではなく、支援に携わる人たちが過剰なストレスを抱えず、余裕のあるこころの状態を保つということも重要なのです。

「巻き込まれ」による混乱を防ぐ、という点では、遊びを使ったグラウンディングよりも、タイムアウトの方が優れている、といえます。なぜならタイムアウトでは、運用の方法をシステム化しやすいため、当事者の感情の揺れから適切に距離を保ちながら、安全に鎮静化の支援をすることができるからです。しかし、支援の方法を過剰にシステム化すると、想像力が失われて無機質な支援になってしまうという問題点もあり、注意が必要です。

トラウマと「現在の困りごと」は混在している

トラウマは「過去」の出来事です。しかし、トラウマが原因で発生した問題を解決するためには、その前提条件として、「現在」の生活環境は安全である必要があります。なぜなら、「過去」のトラウマと向き合うときには、その記憶を少しずつ掘り起こして処理するという作業が必要だからです。過去の記憶を掘り起こせば、少なからず、こころには混乱が発生します。そのなかで処理を継続するためには、少なくとも、それを受け止める「現在」の生活環境は、安全であることが必要なのです。タクヤ君が保護された児童施設の環境は、決して十分なものではありませんでした。しかし、ネグレクトを受けていた「過去」と比較すれば、それでもずいぶんと恵まれた環境だったのです。

しかし、私たちが実際に出会う多くのケースでは、そのように条件が整っているというのは、むしろ珍しいことです。虐待の被害を受けた子どもたちは、「過去」に、家族との関係性のなかで、トラウマを経験しています。しかしこの子どもたちの多くは、「現在」も、その同じ家族と一緒に生活を続けています。また、発達障がいのある子どもたちは、その特性が原因で、「過去」に、トラウマを経験したかもしれません。しかしこの子どもたちは、「現在」も、同じ特性をもちながら生活を続けています。このように、多くの場合、「過去」のトラウマと「現在」の困りごとは混在し、相互に影響し合いながら、複雑な問題を生み出しているのです。

ここで、第五章と第六章でも登場した、ハルト君の仮想事例を再び取り上げます。ハルト君は、十一歳で児童精神科を受診した頃には、学校では、いじめられたりからかわれたりすることが多くなり、登校渋りも認められていました。一方、家では反抗的な態度が目立ち、家族に対する暴力もありました。ハルト君には自閉スペクトラムとＡＤＨＤがあると診断されました。ハルト君は、発達障がいが原因で、思い込みが強くて人との距離感がつかめない傾向がありました。また、衝動性が高く感情のコントロールが苦手で、注意集中が持続せず、学習での困難もありました。これらの「苦手さ」のため、ハルト君は学校での居場所を失って、ストレスを抱えていました。そしてそのストレスを、家族にぶつけることで発散させていたのです。

では、発達障がいの診断に基づいて、私たちはどのように、ハルト君への支援を考えればよいのでしょうか。まずは、ハルト君が「苦手さ」を抱えたままでも、学校や家庭で困らずに生活できるように、環境を整えることが必要です。もしも学校で、誤解が原因で友だち関係がこじれているのなら、ハルト君の言い分を丁寧に聞きとって、その誤解を解くための支援が必要です。またもしも、衝動性や集中力の不足が原因で、やるべきことをやり切れずに困っているのであれば、意欲を維持するための支援が必要です。そのためには、結果を出すことが容易で具体的な目標を提示して、達成するごとにしっかり褒めるなどの方法があります。つまり、大人たちが発達障がいを知ることで、理解に基づいた適切な関わりかたを工夫することが重要で、それが最初に必要な環境調整なのです。

しかし、ハルト君の抱えていた問題は、発達障がいによる「苦手さ」だけではありませんでした。ハルト君の育ちの歴史を振り返ると、家庭環境の混乱があり、トラウマの影響も受けていました。また、現在の家族の環境も、決して安定しているものだとはいえませんでした。母親のタカコさんは、仕事と育児の両立で疲れ果て、ハルト君の発達障がいによる「苦手さ」を受け止めるだけの、精神的な余裕はありませんでした。また、八歳になった妹のリンカさんも、診断は受けていないものの発達障がいの傾向があり、学習の困難と感情コントロールの苦手さがありました。そして、しばしばハルト君を挑発して、激しい喧嘩に発展することがありました。気づけばタカコさんは、よくないことと分かっているはずなのに、ハルト君やリンカさんを、怒鳴りつけたり、叩いたりすることが多くなっていました。

このように、ハルト君の困りごとの背景には、発達障がいと、育ちの歴史におけるトラウマと、現在の家庭環境の混乱という、三つの領域の問題が、相互に絡み合いながら混在していました。このような複雑な状況は、何かのマニュアルに当てはめて型通りに解決しようとしてもなかなか成功しないものです。しかし、迷ったときには基本に立ち返って、すぐできる「最初の一歩」を探してみるとよいことがあります。すべての支援で最初に必要なのは「理解してつながる」ということです。その上で支援者は、その職責や立場の範囲のなかで、求められている必要なサービスを提供すればよいのです。

子育てが呼び覚ます養育者のトラウマ

ハルト君を診察した医師にとって、求められた職責とは、彼に発達障がいがあるかを評価して、診断を下すことでした。この医師は、ハルト君には自閉スペクトラムとADHDがあると診断しました。そしてタカコさんに、現在発生している困りごとを解決するためには、発達障がいの「特性」についての理解を深め、その理解に基づいて、学校や家庭での生活環境を整えることが必要であると説明しました。

しかしタカコさんは、彼女自身がトラウマを抱えて育ち、フラッシュバックに悩まされていました。そんなタカコさんにとって、感情に任せて子どもを叱りつけてしまっている今のやり方を修正するということは、それが正しいことだと分かっていても、とても難しいことのように思われました。タカコさんの両親は仲が悪く、父親はしばしば暴力的でした。また母親は、彼女の立場を理解して、支えてくれるということはありませんでした。だから、自分自身が母親になった今、息子の「苦手さ」を理解して支えるようにといわれても、どうしてよいのかが分からなかったのです。

発達障がいとトラウマが混在した問題を解決するとき、子ども本人の立場だけを考えて支援するだけではしばしば不十分です。たとえ支援者の役割が子ども本人への支援であったとしても、家族や養育者の立場も理解して、幅広く柔軟な視点をもつことが重要です。では、家族全体を視野に入れて、どのように支援を考えればよいのでしょうか。支援者にとって、家族は本来、子どもへの支援に一緒に取り組む「パートナー」です。だから家族への支援とはつまり、家族が子どもへのよりよい「支援者」となるための支援である、という考え方があります。

この考え方に基づく支援としては、たとえば、発達障がいの「特性」についての知識を家族に伝えたり、効果的な子どもへの対応を教えるための「親訓練プログラム」に参加させたりする、などの方法があります。もしかすると、これらの方法は、養育者自身の悩みに対する配慮が薄く、正論だけを押し付けるような、厳しすぎる方法のように思われるかもしれません。しかしこれは、支援者が養育者と「理解してつながる」という、最初の段階を完了したあとに行うのであれば、非常に有効な支援となる可能性があります。なぜなら、子育てがうまく行かずに困っている養育者の悩みは、子育てで「うまくやれる」という実体験によって、最も効果的に解消することができるからです。

しかし、養育者は職業的に子どもと関わる支援者とは異なり、長時間子どもと生活を共有し、子どもの心身の状態から非常に影響されやすい立場にあります。そのため、たとえ正しい子育ての方法を、知識としては知っていても、それを実践し続けることは簡単ではありません。また、養育者自身が「こころの問題」を抱えているときには、子育てによって、それが炙り出されてしまうことがあります。だから、養育者が子どものよい「支援者」であるためには、ときには、養育者自身が「当事者」として、支援を受けることも必要なのです。

虐待や体罰などの被害を受けて、トラウマを抱えて育った養育者たちにとって、子育てとは、フラッシュバックの地雷を溜め込んだ、弾薬庫のようなものだといえるかもしれません。なぜなら、子どもと向きあっていると、その子どもと同じぐらいの年齢だったときの自分自身の記憶が、蘇ってくることがあるからです。たとえば、子どもはときどき「わがまま」な行動をしたり、癇癪を起こしたりします。そんなとき、もしも自分が子ども時代に、同じことをしたらどうなっただろうかと、想像してしまうのです。そして、それを受け止めてもらえる我が子に嫉妬してしまったり、無意識のうちに、自分がされたのと同じことを、それがよいことだとは少しも思っていないのに、再現しようとしてしまったりするのです。

また、夫婦関係にまつわるトラウマを抱えた養育者たちにとって、子育ては、そのトラウマをフラッシュバックさせる誘引になることもあります。タカコさんは、ハルト君が成長して思春期にさしかかったとき、彼の態度や行動から別れた夫であるツヨシさんの面影を連想するようになってしまいました。そしてハルト君を叱るとき、そこにツヨシさんへの感情を重ね合わせてしまい、しばしば不合理な怒りをぶつけるようになってしまったのです。

たとえ養育者がトラウマを抱えてフラッシュバックに悩まされていたとしても、感情に任せて子どもを叱りつけるような、不適切な養育は許されるものではありません。しかし、いくら正論を伝えても、養育者には、すぐには変わることができない理由があるということも、理解しておく必要があります。では、このような養育者を、いったいどのように支援すればよいのでしょうか。子どもと家族の安全を守るための「枠」が必要であることは言うまでもありません。しかしその上で、批判するでも肯定するでもなくつながりを保ちながら、焦らずに関わり続けるということが、役に立つこともあります。そうすれば、そのうち機が熟して、事態が好転するようなタイミングがやってくるかもしれないのです。

理解してつながることによる癒やしの力

トラウマは「過去」の出来事であって、「現在」の現実世界で何か問題が起きているというわけではありません。それなのにフラッシュバックが発生すると、安全なはずの「現在」の体験も「過去」に汚染されて、歪められてしまうことがあります。ですから、トラウマを治療するということは、すなわち、「過去」が「過去」であることをはっきりさせて、「現在」に対する不適切な影響力を、阻止することだと考えることができます。

最近では、トラウマ関連症状への介入について、様々な有力な治療技法が開発されています。それらの個別の詳細についてはここでは触れず、それぞれの専門書に委ねたいと思います。なぜなら本書の目的は、支援を特別ないわゆる「専門家」だけで囲い込むのではなく、関わる多くの人たちと共有することにあるからです。これらの専門的な技法の多くは、その習得のために、長時間の研修と実践による経験が必要です。また、たとえ技法を習得しても、治療できる対象には量的にも質的にも限界があります。そのため、治療を必要とするすべての当事者たちに行き届くということが、なかなか難しいという現実的な事情もあるのです。

筆者がもっとも問題と感じることは、トラウマ治療を知っている支援者と、そうでない支援者の間に、分断が生じてしまう可能性があるということです。トラウマ治療を知らない支援者にとって、その技法とは、何か「密室」で行われている「よく分からないけれども難しいこと」のように思われるかもしれません。あるいは、トラウマはいわゆる「専門家」に任せるべき問題で、自分たちには関係がないと考えてしまうかもしれません。一方、トラウマ治療を知っている支援者は、その治療内容について周囲から理解されないという、孤独感を抱くかもしれません。そして過剰に症例を抱えてしまい、燃え尽きてしまうこともあるかもしれません。

しかし、トラウマからの回復に必要な体験は、治療のための特別な空間で、専門的な計画や技法によってのみ得られるものではなく、自然な日常生活の体験のなかで、意図せずに得られるということも多いのです。たとえば、ブルース・ペリーは、カルト集団に取り込まれて、長い期間、虐待的環境におかれてトラウマを負った多数の子どもたちを保護して、集団治療に取組んだときの経験について述べています(4)。このとき、治療に関わったチームは、毎晩子どもたちが寝たあとに、集まって一日を振り返り、それぞれの子どもたちについての話し合いをしました。この話し合いを繰り返すうちに、ペリーは、治療になるような経験は、「ほんの数分の、短い関わりのなかにある」ことに気づいたと述べています。もしかすると、トラウマを抱えた当事者の直接支援に関わったことのある人ならば、同じようなことを実感した経験があるかもしれません。そしてこのような変化の瞬間は、意図して生み出されるものではなく、普通の生活のなかで、人と人のこころが触れ合って、助け合ったり、尊敬しあったり、協力して動いたりするうちに、突如としてやってくるものなのです。

トラウマの治療では人間関係が重要です。特別な技法は知らなくても、当事者とのよい人間関係を維持していれば、その人間関係は治療薬として大切な働きを果たす可能性があります。しかしこの最も有力な支援は、しばしば記録に残されることはなく、それが奏功したかどうかの証拠を得ることも困難です。ですからこの貴重な働きを見逃さないための努力が必要です。また、多くの支援者たちの潜在能力を引き出すチームワークを構築するためには、お互いのよい働きを感じ取り、それを称え合うような雰囲気を作るということが大切です。

なぜ人間関係は、こころを癒やす治療薬となるのでしょうか。その理由は、人間や動物の脳は、仲間とつながっていると感じると、「社会交流システム」を発動させて、穏やかな状態を生み出すようにできているからです。しかしトラウマを負ったこころは、簡単には人を信頼して警戒心を緩めることができず、しばしば裏腹の態度をとってしまいます。では私たちはどのようにして、このようなこころと「理解してつながる」ことができるのでしょうか。

そのためには、その表面的な言動だけに反応するのではなく、背後になにが隠されているのかと、想像力を働かせながら対話をすることが大切です。想像力というものは、支援者の勝手な思い込みや独善に陥ってしまう危険性があるものです。ですから、自分の想像を絶対のものとは決めつけず、対話をしながら、当事者に謙虚に投げかけてみることが大切です。そしてもし、それが相手のこころに響くものであったなら、その対話の空間に生まれた「共鳴」を、ほかでもない支援者自身のこころが、直感的に感じ取るはずです。このようにして、自らの想像力を検証しながら、支援者はその精度を高めることができるのです。

本当は褒めてほしかった「分身」のこころ

トラウマの記憶にアクセスして、本格的な治療介入をするときには、その準備段階として、当事者の「耐性の窓」を拡大しておくことが必要といわれます。そしてそのために、「リラクゼーション」の練習に取り組むことが推奨されることがあります。しかし、深くトラウマを負った人たちのなかには、「リラックスすることが怖い」と訴える人がいます。なぜならこの人たちは、本当にこころを許してリラックスしたという経験がないために、警戒心を緩めて、覚醒度のレベルを下げることに抵抗を感じてしまうからです。

タカコさんは、児童精神科の医師からの勧めで、ある支援者と定期的に会って、子育ての悩みについて話し合うことになりました。タカコさんは、いつもこの支援者と会うことを楽しみにしていました。なぜなら支援者は、タカコさんの話を否定も肯定もせずに聞いてくれたので、安心して話すことができる友だちのように感じていたからです。一方、支援者は、タカコさんの話し方は礼儀正しくて丁寧だけれど、どこか油断がなくて、完全にはこころを開いていないところがあると感じていました。

あるときタカコさんは支援者に、最近ストレスが溜まって身体が痛い、という愚痴をこぼしました。すると支援者は、自分も同じだと同調したあと、最近習って試してみたという、リラクゼーションのための呼吸法を、一緒にやってみないかと提案しました。最初タカコさんは、あまり気が進みませんでしたが、信頼している支援者からの提案だったので、とりあえず試してみようと思いました。しかし実際に取り組んでみると、なんとも言えないぞわぞわしたような、不快感が襲ってくるのを感じたのです。このときタカコさんのこころでは、小さなフラッシュバックが起きていたのかもしれません。

タカコさんは、「変な感じがする」と言って、呼吸法をやめてしまいました。支援者も彼女の表情を見て、続けない方がよさそうだと直感しました。そして、「たしかに、タカコさんがリラックスしている姿って、イメージできないかもしれない」と、冗談めいた口調で感想を伝えました。するとタカコさんは、「それってどういう意味よ!」と絡んできたので、支援者は「だって、タカコさんはいつでもなんだかしっかりして、頼れる存在っていう感じだから、リラックスして緩んでしまうと、らしくないっていうか、でも自分は、そんなタカコさんがいいなって思っている」と応じました。このときタカコさんのこころでは、彼女が七歳だったときの感情が、まるで眠っていた「分身」が目覚めたかのように、突然、蘇ってきたのです。

彼女が七歳だったとき、タカコさんの父親は毎晩のように酔って暴れていました。そんなとき、タカコさんは、まだ小さかった弟を守ろうとして、必死に立ち向かって抵抗していました。しかしタカコさんの母親はそれを評価せず、父親には従順であるべきだと言ってたしなめました。このときタカコさんは、父親からも母親からも裏切られたと感じて深く傷ついたことを、今でもはっきりと覚えていました。そしてこの頃から、自分の安全は自分で守らなければいけないと痛感し、誰も頼らず強く生きていくことを決心したのでした。それ以来、タカコさんはどんなときも、警戒心を緩めることはなく、軽い緊張状態を維持しながら毎日を過ごしていました。そんなタカコさんにとって、リラックスは難しいことだったのです。

しかし七歳のタカコさんは、本当は、恐怖に打ち勝って、酔った父親から弟を守ろうとして闘っている正義感のある自分を、認めてもらったり褒めてもらったりしたいと思っていました。そして、そんなことは、決して理解されたり受け入れられたりはしないということも、思い知っていました。だから、その気持ちは、こころの奥深くに封印されてしまい、まるで「分身」のような存在となって、ひっそりと眠り続けることになってしまったのです。

トラウマを負った人のこころにはこのように、裏腹の感情を蓄えた「分身」のような存在が、隠れているということがあります(5)。そのこころと「理解してつながる」ためには、本人の表面的な態度とつながるだけでは十分ではありません。背後にいる「分身」を発見して、「分身」のこころとつながるということも必要なのです。そのためには、「分身」が本当は何を求めていたのかを知り、それを解決したり、満たしたりするための言葉が必要です。

ところで「分身」には、「七歳のタカコさん」のような、「幼い時期のこころ」を抱いた「分身」の他に、「虐待していた親」のような加害者が、こころに居座ってしまったかのように棲み着いて「分身」となったものもあり、これを「取り込み像」と呼びます。「取り込み像」は、加害者と同じような言葉や態度で、いつまでも当事者を追い詰めていたりします(6)。

どのような「分身」であれ、その「分身」を悪者扱いにして、攻撃したり排除したりしないことが大切です。なぜなら、ここで比喩的に「分身」と言っている存在は、本当は分身などではなく、同じ身体を共有している、こころの働きの一部だからです。身体では、たった一本の指が傷ついただけでも、全身が痛みを感じてしまうのと同じように、ひとつの「分身」が傷つけば、こころ全体が苦痛を感じてしまうのです。

「分身」はしばしば、怒りや恐怖や失望や恥のような、負の感情を蓄えています。なぜなら「分身」は、「本体」の身代わりになって、トラウマを引き受けてくれたからです。しかし「分身」が必要としていることは、それを暴露して、加害者に復讐することではありません。大抵「分身」は、「本当は褒めてほしかった」という気持ちを抱いています。そしてもしも誰かが「分身」のこころとつながることができたなら、当事者は「本当は褒めてほしかったのに褒めてもらえなかった」ことについての過去の記憶を、次々と思い出すことがあります。タカコさんは支援者と話しながら、学校のマラソン大会で一位になったことや、作文で賞をもらったことなどを思い出しました。そして、支援者がそのひとつひとつを褒めると、彼女はしばらくの間、涙が止まらなくなってしまったのです。

トラウマ治療の「トップダウン」と「ボトムアップ」

トラウマとは、地面の奥深くに眠っている「マグマ」のようなもので、その治療とは、それを少しずつ掘り出して、解放する作業であると理解することができます。そのためには、慎重に少しずつ、トラウマにアクセスする必要があります。そして小さなフラッシュバックを引き起こし、それをグラウンディングさせるということを、繰り返し行います。そうすることによって、「マグマ」が蓄えている負のエネルギーを解放して、減圧することができるのです。

トラウマにアクセスして、フラッシュバックが発生すると、感情の混乱が発生します。そして治療では、この混乱した感情を、適切にコントロールしながら進める必要があります。すでに開発された色々な専門的な治療技法では、それぞれ異なった戦略で、安全にトラウマにアクセスし、そのエネルギーを解放しながら、感情の安定を保つ方法を提示しています。

しかし多くの支援者たちは、このような専門的な技法を習得していなくても、日常生活のなかでフラッシュバックを体験している当事者と直面し、その対応をせまられることがあります。そしてこのような日常的なやりとりが、無意識のうちに、トラウマへの治療的介入となっているということも少なくはありません。

専門的な「治療技法」の領域では、トラウマを抱えた「過去」にアクセスする方法には、大きく分けて、二つの流儀があります。ひとつは「トップダウン」の方法、もうひとつは「ボトムアップ」の方法です(7)。脳の働きは三層構造に分かれていて、最内側には脳幹が、中間には大脳辺縁系が、最外側には大脳新皮質があることはすでに第二章で述べました。そして「敵」と「味方」の区別の学習に関与し、トラウマから最も影響を受ける領域は、中間にある「大脳辺縁系」です。治療ではこの誤学習した大脳辺縁系にアクセスして、正しい情報を伝えることが必要です。このとき、外側から内側に向かってアクセスする方法が「トップダウン」、内側から外側に向かってアクセスする方法が「ボトムアップ」と考えることができます。

「トップダウン」の方法は、「大脳新皮質」が司っている理性と意志の力によって、「大脳辺縁系」の暴走を制御するという介入方法です。そのため、「トップダウン」の方法では、まず、「感情」と「思考」を明確に区別します。「感情」は大脳辺縁系や脳幹のレベルで発生するもので、それを自分の意志で制御することはできません。しかし「思考」は大脳新皮質の営みによって生まれるものだから、意志の力によってある程度は制御できるはずです。そして「トップダウン」の方法では、トラウマを想起したときに、どんな「感情」とどんな「思考」が発生しているのかを、支援者と当事者が協力しながら振り返ってみます。このとき、もしも自己破壊的な「思考」が発生していて、それが不快な「感情」を生み出す原因となっていることに気づいたならば、その「思考」を修正するための支援を行うのです。

具体的には、まず、トラウマを想起してしまったときに出てくる、否定的な「考え」は何か、ということを見つけ出します。たとえば、家族から性的虐待を受けたという経験があり、それを「秘密にしておくように」と言い聞かされて育った人がいたとします。この人はもしかすると、「自分が悪い人間だったから被害にあった」とか、「自分は誰からも愛される価値がない」などといった、否定的な「考え」を植え付けられているかもしれません。この「考え」を修正することは簡単ではありません。しかし治療では、たとえすぐにはそんなふうに思えなかったとしても、もしも可能なら、本当はどんなふうに「肯定的な考え」をもてば、安心して過ごせるのだろうか、と投げかけてみます。そうすると、たとえば「悪いのは自分ではなく加害者だ」とか、「自分は汚れているわけではない」という考え方があることに気づくかもしれません。そして、自動的に発生してしまう否定的な「考え」から、安全をもたらす肯定的な「考え」に切りかえるための道のりを、技法が指定する手順に従って支援するのです。

「トップダウン」のメリットとしては、その手続きを明確に言語化できるため、技法の再現性が高いということがあります。そのため、治療効果についての客観的な証拠が明確に示されている、信頼性の高い技法であるといえます。一方、「トップダウン」の欠点は、暴走する大脳辺縁系を十分制御できるほどに、大脳新皮質の機能が成熟していないと、治療によって刺激された感情の混乱をコントロールできずに、逆に症状を悪化させてしまう危険性があるということです。そのため、この方法を適用するためには、治療者は十分な研修を受け、正しい方法で行う必要があります。特に、何らかの理由で当事者の大脳新皮質の機能が未成熟であるか、混乱していると考えられる場合は注意が必要です。

一方「ボトムアップ」の方法は、身体の「感覚」を使ってトラウマにアクセスするという考え方です。脳では、身体感覚の情報は、まず「脳幹」に送られて本能的な「情動反応」が発生します。そしてその情動反応は、「大脳辺縁系」や「大脳新皮質」にも伝達され、より高度な「感情」が生み出されるようになっています。しかしトラウマを負った人では、本来は無害であるはずの「感覚」が、フラッシュバックの原因となり、不快な「感情」を発生させてしまうことがあります。これは、「感覚」に対する脳の反応が、混乱してしまっていることを意味しています。「ボトムアップ」の方法では、それぞれの技法が定めている流儀に従って、当事者に色々な感覚刺激を体験してもらい、その体験を通して、脳に本来備わっているはずの正常な「情動反応」を取り戻そうとする作業である、と考えることができます。

「ボトムアップ」の問題点としては、「感覚」のような、言語化しづらい手段に頼った介入であるため、技法の定式化が難しく、現在のところ、治療効果についての客観的な証拠が十分には示されていない技法が多いということがあります。しかし、トラウマの領域では、証拠のない支援の方がむしろ有力なこともあり、一概にその優劣を決めることはできません。また、「ボトムアップ」の利点としては、言葉に頼りすぎない方法なので、トラウマに深くアクセスしすぎることがなく、過剰な感情の混乱を発生させにくいということがあります。

「ボトムアップ」の治療技法には様々な種類があります。しかし、筆者は普通の日常生活のなかにも、有力な「ボトムアップ」の治療チャンスが溢れていると考えています。たとえば、第五章で紹介した、筆者が診察室で愛用している「伸びるバナナ」のおもちゃは、「ボトムアップ」の治療道具として活用することができます。このバナナを引っ張ると、覚醒度が上昇して、軽度の緊張感が生まれます。また、バナナを持っている手を離した瞬間には、軽い攻撃性を体験することができます。これらの感覚は非常に原始的だけれども、生きるためには重要な、基本的な感覚です。しかしトラウマを負ってしまうと、それを素直に表現することが難しくなってしまうことがあります。そして、言葉だけを使うのではなく、バナナを使って診察をすることによって、この基本的な感覚を、ほどほどに呼び覚ますことができるのです。

トラウマを負った人のなかには、バナナを握って引っ張ったときの張力を感じるだけでも、軽いフラッシュバックが起きてしまう人がいます。そんなとき、バナナを引っ張る力を強めたり緩めたりしながら、その感覚がもつ意味について話し合うことができます。たとえば、昔、母親から包丁を向けられたという経験があって、バナナを引っ張っているときに、そのときの恐怖を思い出した、と訴える人がいたとします。しかし、「今、ここ」にあるのはバナナであって包丁ではありません。そして、バナナを引っ張ったり、戻したりすることで、過去のフラッシュバックと今の現実の感覚とを、「行きつ戻りつ」しながらトラウマを処理することができます。これは、「ボトムアップ」のトラウマ治療の重要な要素です。そして最後は、バナナを握っていた手を離してもらい、筆者が後方に吹っ飛んで笑ってもらえばよいのです。

思春期のこころの迷いを理解する

子どもたちは、身近な養育者との「絆」があれば、ストレスを抱えて感情を取り乱したとしても、その「絆」が精神安定剤のように作用して、気持ちを落ち着かせることができます。しかし、成長して年齢が上がっても、いつまでも、いつも、その「絆」に頼っているようだと、今度は、不適切な「依存」が生まれてしまいます。ですから子どもたちは、少しずつ「内在化」されたアタッチメントをこころに蓄えて、自分自身の力で乗り越えたり、解決したりする力を身につけていくということが必要です。

「絆」を結んだ相手との「信頼」は、簡単に壊れるようなものではありません。それは生涯を通じて、あるいは、たとえその相手が亡くなってしまったとしても、こころのなかでは生き続け、支えとなってくれることがあります。しかし、直接的な「精神安定剤」としての「絆」の効果には、賞味期限があります。なぜなら、同じ相手と長い年月、親しい関係を続けていると、次第にお互いのことを知りつくしてしまい、出会いの新鮮な感動は薄れてしまうからです。

だから私たち人類は、家族のなかで育ち、家族を大切に思いながらも、いつかは、そこから巣立っていきます。そしてより広い社会に出て行って、そこに新たな「絆」を見出して、安心できる居場所を自分自身の力で発見するのです。この「巣立ち」を促進するために、思春期になると、子どもたちのこころと身体には、様々な生物学的な変化が生じるようになっています。

人間や動物の脳には、「情欲」という情動回路が、生まれつき備わっています。この情動回路は、思春期になる頃に、ホルモンなどの身体的な変化によって、自動的に活性化されるようになっています。この情動回路の働きは、「次の世代」を残すために、動物を性的な衝動に駆り立てることにあります。情欲を抱く対象は家族ではありません。だから、この衝動を満たすために、思春期を迎えた子どもたちは家族に反発し、家族の外側の世界に飛び出して行き、深い「絆」で結びついた新たなパートナーを発見する必要があるのです。

ところで進化学的な考察によると、親子の「絆」ももともとは、性的な「欲望」から発展して生まれた、と考えられています(8)。そして、何らかの原因でこの「絆」を正常に育むことができなかったときには、それが「先祖がえり」を起こすのではないかと推論することができます。実際、アタッチメントの発達が不十分な子どもたちには、しばしば、過剰に性的に接触しようとする傾向があります。これは、本来は親子の「絆」によって得られるはずの精神的な癒やしが欠乏した結果、それを性的な「欲望」によって満たそうとしてしまい、両者が混在して区別が分からなくなったためだと考えられるのです。

さて、まだこころの土台が不安定で、「巣立ち」の準備ができていない子どもたちが年齢的には思春期を迎えると、色々な矛盾した正反対の欲求が生まれて、混乱してしまうことがあります。たとえば、タカコさんは思春期を迎えた頃、家族への強い反発を抱きながらも、本当は甘えて依存したいという気持ちも抱いていました。そしてその「こころの隙間」を埋めてくれるかのように見えた見知らぬ異性の挑発に乗って、無防備で自暴自棄な行動をとってしまったのです。その結果、彼女は妊娠をして堕胎することになってしまいました。しかしこの出来事は、その後も彼女のトラウマとして、深く残り続けることになってしまったのです。

タカコさんの支援者は、彼女とのつながりを継続するうちに、このトラウマが、彼女のどうしても抜けない「棘」となって、回復の妨げとなっていることに気がつきました。そして、彼女を、専門的なトラウマ治療の訓練を受けた治療者に、紹介することにしました。紹介を受けた治療者は、彼女に「トップダウン」と「ボトムアップ」を組み合わせたトラウマ治療を行い、その症状はずいぶんと改善したのです。

発達障がいのある子どもたちの思春期と自立

発達障がいのある子どもたちも、思春期を迎える頃には、自立して巣立つための道を探さなければならなくなります。しかし、その特性による「苦手さ」のために、まだ十分な準備ができていない状態でも、前進を迫られるということが少なくありません。

発達障がいのある人たちが「苦手さ」と折り合いをつけながら、自立への道を見つける方法には、いくつかの異なった考え方があります。ひとつは、発達障がいを受容して、それを広く公表し、多くの人たちから配慮や助けを受けながら生きていく、という考え方です。この場合、障がいを証明するための手帳を取得したり福祉的なサービスを活用したりすることも有効な手段です。あるいは、発達障がいは受容するけれども、それはこころのなかだけに留めておき、「苦手さの裏返し」としての「強み」を自分自身で見つけながら、それを活かした自立を目指す、という考え方もあります。また、発達障がいはいっさい受容せず、努力と根性だけで切り抜けていこう、というのもひとつの考え方です。

いずれにせよ、自分自身を知り社会の仕組みも理解して、そこにどう自分をあてはめるのか、迷いながらも最後は自分で決断するしかありません。しかし、依存と反発が混在した思春期の不安定なこころでは、このような決断が難しいということがあります。

　ハルト君は十一歳のとき、発達障がいの診断を受けました。しかしハルト君は、その診断を受け入れることができませんでした。なぜなら、ハルト君は母親のタカコさんから、「努力して苦手を克服しないと世間からは拒絶される」という教えを、幼い頃からずっと言い聞かされてきたからです。その言葉は「取り込み像」として、ハルト君のこころのなかの「分身」のように棲みついていました。そして今では、現実のタカコさんが何も言わなくても、この「分身」が、診断の受容を拒否するように脅したり追い立てたりするようになっていたのです。

　ハルト君は、学校ではずっと、いじめられたり仲間はずれにされたりしていました。しかし、その理由は「自分が悪いから」で、ただ我慢して耐えるしかないと考えていました。診断を受けてからは、先生が理解して助けてくれることもありました。なのにハルト君は、特別扱いを受けている自分を恥ずかしいと感じていました。そして中学生になると、ハルト君は周囲の成長と環境の変化についていくことが難しくなりました。とうとう、中一の二学期からは完全に不登校になりました。このハルト君を、大人たちはどう支えればよいのでしょうか。

　思春期に子どもが大人へと変わっていくときには、こころにも身体にも、大きな変化が訪れるものです。そしてその変化のために、しばしの休息が必要となることがあります。あおむしは成長すると、その姿を変え、蝶々となって飛び立っていきます。しかしその過程では、「さなぎ」になって活動を休止する期間が必要です。昆虫には、あおむしのように、さなぎの期間を経て大きな変貌を遂げて成虫するものもあれば、バッタやコオロギのように、さなぎの期間を経ることなく、そのまま成虫するものもあります。同じように人間も、まっすぐに成長することもあれば、自立の前に、立ち止まって迷う時間が必要となることもあるのです。

では、「さなぎ」となって立ち止まってしまった子どもたちのこころと、大人はどのように向き合えばよいのでしょうか。子どもたちは、自立への道を見失ってもがいています。しかしその道は、最後は自分自身の力で発見しなくてはなりません。そのためにはまず、罪悪感を感じることなく休息したり迷ったりするための、「居場所」を保証してもらう必要があります。そして、こちらから解決のための「答え」を示したりはせずに、根気よく待つことが重要です。

しかし子どもたちは、この迷いの時期には、しばしば自堕落な生活に陥ったり、自暴自棄な行動に走ったりします。ハルト君は、学校に行かなくなってからは、昼夜逆転の毎日となり、ときどき大きな声を出したりものを投げて暴れたりして、家族にアピールや八つ当たりをするようになっていました。いくら子どもが不安定な状態にあるからといって、家族が犠牲となって、すべて子どもの言いなりになってよいというわけではありません。

子どもたちは、「未来」への決断について、停滞したり迷ったりするための、十分な時間が必要となることがあります。しかしそれでも「現在」の生活については、一定の責任は負わなくてはなりません。ですから不登校の子どもたちに、大人が「学校へ行け」と声かけすることよりも、「学校に行かないのなら、せめて家の手伝いはしてほしい」と声かけすることの方が、ハードルが低いといえます。なぜなら、家の手伝いは、「現在」の生活にとって必要なことだからです。また、生活で一定の役割を果たすということは、子どもたちの自尊心を高め、「未来」の自立に向けての推進力を与えてくれることもあるのです。

　タカコさんはハルト君の生活の様子をみて、いつもとても苦しい気持ちになっていました。なぜなら、自分の不適切な子育てが原因で、ハルト君を追い詰めてしまったという、負い目を感じていたからです。しかし彼女は、色々な人から助言を受けて、そんな後ろめたい感情をハルト君に見せることが、よくないことだと理解していました。それでもハルト君はすぐには変わりませんでした。「親が変われば子も変わる」という諺があります。しかし親が変わったとしても、子どもに変化が訪れるまでには、しばしの時間が必要となることもあるのです。

　自立へのきっかけが、いつどのようにして訪れるかということは、予想がつかないことです。ハルト君はずっと家に引きこもってオンラインゲームに没頭し、少しでも思い通りにプレイできないと苛立ってしまうという、ゲーム依存の状態になっていました。しかしインターネットの世界では、色々な出会いや交流もあったようで、そこから刺激を受けたり対人関係を学んだりすることもありました。一方、タカコさんはだんだん、ハルト君が学校に行かない日常に慣れてきました。そしてときどき、自分の中学生時代を思い出して、ハルト君に話したりするようになりました。するとハルト君も、ネットで知った最近彼がはまっている「好きなこと」の話を、タカコさんに聞いてもらいたいと思うようになりました。

　そして数年後、ハルト君はその「好きなこと」を学べる学校に行きたいと考えるようになりました。また、その夢を実現するために、少しずつ、色々な家族外の支援者ともつながりながら、具体的な行動をとることができるようになってきたのです。

連携の「ピラミッドモデル」と「同心円モデル」

最後に、支援に必要な連携について考察します。支援者は支援者自身のこころを使って、当事者のこころを癒やすための支援を行います。しかし、ひとつのこころが支援できるこころの数には限界があります。なぜなら、「理解してつながること」を通して、支援者が当事者を支援するということは、本来なら、当事者が自分で気持ちを切りかえながら向き合うはずの未解決の問題、という「負債」を、支援者が「肩代わり」して請け負うようなものだからです。

このような支援者の役割と負担のことを、「感情労働」という言葉で言い表すことがあります。感情労働の負担は、数値などの目に見える形では、評価したり測定したりすることができません。しかし、その負担が過剰になると、支援者のこころもそのバランスを崩してしまうことがあります。ですから私たちは、多くの人たちがもっている力を出し合って協力しながら支援を進めることができるように、適切なチームワークのモデルを構築する必要があるのです。

このときしばしば見かけるのが、図7-1の①に示すような「ピラミッドモデル」です。このモデルは、日常的な支援を行う一次支援者に対して、より専門性の高い二次支援者や三次支援者がその上位に存在して、階層を構成しています。そして、当事者が抱えている問題が困難であるほど、上位の支援者が登場して、指導や管理を行うというモデルです。このモデルは、戦闘のような、「ストレスシステム」を発動しながら行う活動に従事する組織にとっては、理想的なモデルといえます。なぜなら「ストレスシステム」は、闘争すべきか逃走すべきかを見極めるため、相手と自分との優劣の関係には敏感に反応するようにできているからです。そのため、戦闘的な活動を目的とした組織では、その内部においても上下関係がはっきりしていた方が、効率よく目的の活動に取り組むことができるのです。

「ピラミッドモデル」では、リーダーシップが重要です。動物の世界でも、危険が迫って群れが動揺しても、リーダーが方針を示して号令すれば、群れは落ち着きを取り戻すということがあります。逆にリーダーが頼りないと群れ全体が混乱してしまいます。同じように、学校の教室などでは、リーダーである先生が適切に方針を示さないと、クラス全体が落ち着かなくなって、いじめがはびこったり、学級崩壊が起きてしまったりすることがあります。

学校の教室や、大舎制の入所施設や、精神科の入院病棟など、ある程度の人数の集団を扱う組織を管理するためには、多少なりとも「ピラミッドモデル」の要素を備えている必要があります。そして、ピラミッドの「上位」にいる人は、その立場のもつ権威を自覚する必要があります。特に、トラウマを負った人たちは、誰が自分の生活や処遇に最終決定権をもっているのかということを、とても敏感に察知する傾向があります。ですから、たとえその人がめったに登場しない多忙な人であったとしても、権威ある立場にいる人が、自分をどんなふうに思っているかということは、当事者のこころに、しばしば大きな影響を与えるのです。

とはいえ、たとえエキスパートと呼ばれるような優れた支援者でも、ひとりで数多くの当事者たちのこころと向き合い、支えるということはできません。特に、トラウマを負った人のこ

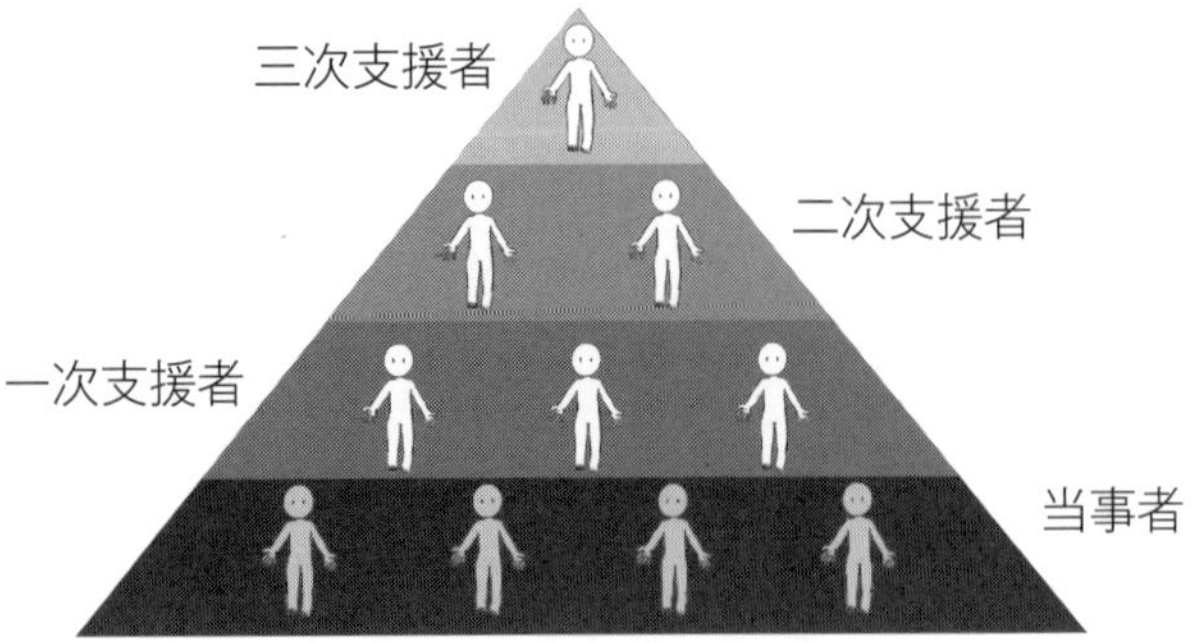

①ピラミッドモデル

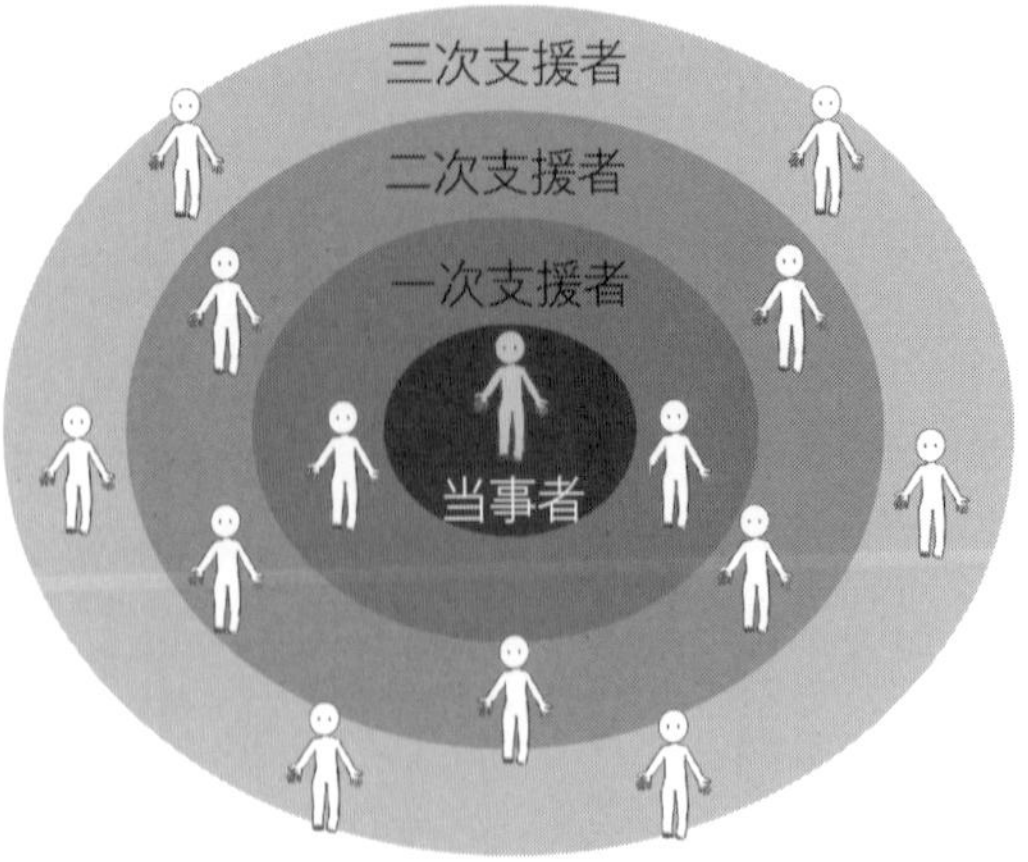

②同心円モデル

図7-1　連携の「ピラミッドモデル」と「同心円モデル」

ころには、その地面の奥深くに「マグマ」を蓄えているようなものです。そして、このマグマを地下に大量に蓄えたピラミッドの頂点に君臨していては、いつの日か大噴火が発生して、木っ端微塵に吹っ飛んでしまうかもしれません。困難を抱えた当事者たちを、「ピラミッドモデル」だけで支えるということには、限界があるのです。

これに対して図7-1の②に示したのが「同心円モデル」です。このモデルは、家庭や、少人数制の入所施設や、個別対応の教育や福祉のサービスなどにおいてよく当てはまります。このモデルでは、支援を必要とする当事者が同心円の中心にいて、すぐ外側に、直接支援に関わる一次支援者がいます。その周りに、一次支援者をサポートする二次支援者がいて、個別の専門分野に特化してサポートする三次支援者が、最外側に配置されています。

このモデルでは、当事者のこころと「理解してつながる」という、最も重要な役割を果たしているのは、一番近くにいる一次支援者です。しかし、その立場は流動的で、職場で三次支援者を担当している人が家庭では一次支援者となったり、当事者が別の場面では支援者として活躍していたりすることもあります。「社会交流システム」を活性化し、温かみのある人間関係によってアタッチメントを修復するためには、このモデルの方が優れているといえます。

しかし、普段から当事者と接する一次支援者たちは、当事者の症状から最も影響を受けやすい立場にあります。それを、愛情や熱意だけで受け止めようとしていると、支援者が巻き込まれて、燃え尽きてしまうことがあります。特に、当事者と支援者が、問題を抱えながら密室で煮詰まってしまうと、虐待やハラスメントのような望ましくない状況が発生してしまう危険性もあります。そうならないためには、支援者が気軽に相談できるような、「支援者の支援者」の存在が必要です。その役割は、支援に必要な情報を伝授したり、有効な支援についての「正論」を伝えたりすることだけではありません。一次支援者が引き受けている困難な現実を理解することや、一次支援者が成し遂げた成果を発見して、支援が「間違っていない」と追認することも重要です。そうすることによって、支援へのモチベーションを維持したり、支援者のこころの健康を支えたりすることができるのです。

「ピラミッドモデル」にしろ、「同心円モデル」にしろ、難しいこころの問題を扱うときは、多くの人たちで、当事者が抱えている問題の背景について理解を共有することが重要です。しかし、実際の現場では、理解の拡大が難しいと感じられることがあります。なぜなら、現実の問題として、目の前で混乱が起きてしまうと、生ぬるい理解よりも、力で抑止すべきだという意見が出てきて、一定の支持を得てしまうからです。そして、理解しながら受け入れたいと考える「受容派」と、排除すべきだと考える「強硬派」で、対立が発生してしまうのです。

これは永遠の課題のような問題で、支援に取り組む色々な種類の現場で、とてもよく見られる光景です。特に、支援を受ける当事者が抱える問題が大きすぎたり、人手が足りなかったり、仲間割れが発生したりして、組織全体が余裕を失ってしまうと、「強硬派」が主流になりやすい傾向があります。そうなると、「受容派」の人たちが、当事者の立場に寄り添ったりかばったりすることは、集団の秩序を乱す悪事であるかのように見なされて、場合によっては非難されてしまうような、同調圧力が発生することもあります。これはあたかも集団全体が身の危険を感じて「ストレスシステム」を発動させているようなものです。集団は余裕を失うと、当事者の利益という理想よりも、組織の安定という目先の問題の方が、重視されるようになってしまうのです。

社会全体が余裕を失うと、自己利益を優先するような考え方が、蔓延しやすくなってしまう傾向があるということは、世界の歴史が証明している現実でもあります。しかし、人類という生物は、争いながら生きるのではなく協調しながら生きることで発展してきた種族でもあります。たとえ、表面的には「変わり者」や「迷惑な存在」のように見なされてしまった人がいたとしても、それを排除しないという姿勢は、社会全体の繁栄のためにも、本当は必要なのです。

発達障がいやトラウマが原因で発生する「困りごと」は、しばしばその背景が複雑で、解決が困難です。しかし支援をあきらめて排除したり力ずくで抑えつけようとしたりすれば、その負のエネルギーがマグマのように蓄積されて、そのうち大爆発を起こしてしまいます。これを、限られた少数の人たちで背負うことには限界があります。ですから多くの支援者たちが、当事者が何に困っているのか、なぜ困ってしまうのかということについて、理解を共有することが重要です。

そして「理解してつながる」ことができれば、もしかすると困難な問題も、平和的に解決できる可能性があるのです。

●注

第一章

（1）本書では、自閉スペクトラムの特性の背景にある認知機能の問題を、「こころのアンテナ」という比喩表現で説明しています。

（2）他者のこころの内部を推測する機能のことを「心の理論」といいます。バロン＝コーエン（Simon Baron-Cohen）らは、自閉症のある子どもたちに「心の理論」の欠落があるか検証するために、この課題を考案しました。詳細は、ウタ・フリス著、冨田真紀、清水康夫、鈴木玲子訳『新訂 自閉症の謎を解き明かす』（東京書籍、二〇〇九）を参照してください。

（3）ソヌガ＝バーク（Edmund Sonuga-Barke）は、ADHDの要因として、思いついた行動の抑制ができない（ブレーキ）、報酬までの遅延があるとやる気が出ない（アクセル）、時間の管理が苦手（タイマー）という、三つを指摘した、「トリプル・パスウェイ・モデル」を提唱しています。

（4）ラター（Michael Rutter）らは、ルーマニアで劣悪な環境で施設養護を受けた後、イギリスに養子縁組された子どもたちの発達に関する、縦断的で複数の方法による調査（The English and Romanian Adoptee Study）を実施して、トラウマの影響で「疑似自閉症」「ADHD類似の特徴」「認知機能の障がい」など、発達障がいと同質な問題が発生し得るということを示しました。

（5）杉山登志郎は、あいち小児保健医療総合センターでの臨床実践を通して、虐待被害を受けた多くの子どもたちが、臨床像として発達障害を示すということを指摘しています。『子ども虐待という第四の発達障害』（学習研究社、二〇〇七）などを参照してください。

●第二章

（1）パンクセップらによる書籍、Panksepp, J. & Biven, L. *The Archaeology of Mind: Neuroevolutionary Origins of Human Emotions.* (W.W.Norton & Company, 2012) を参照してください。

（2）パンクセップの言う「探索」の情動回路は、いわゆる「報酬系回路」として知られているものと、ほぼ同一です。しかしパンクセップは前掲（1）の書籍にて、「探索」という言葉を使った方がこの情動回路の性質をより正確に反映できると述べています。

（3）脳機能を三層に分けて理解しようとするモデルは、マクリーン（Paul D. MacLean）が最初に提示しました。マクリーンは、脳幹を「反射脳」、大脳辺縁系を「情動脳」、大脳新皮質を「理性脳」と呼んでいました。しかしその後の研究では、情動を生み出している領域は大脳辺縁系ではなく、脳幹も重要な役割を果たしていることが明らかになりました。

（4）これらの研究の詳細については、前掲（1）の書籍を参照してください。

（5）記憶にはエピソード記憶の他に、宣言的記憶、情動記憶、手続き記憶などの種類があります。詳しくは、ピーター・A・ラヴィーン著、花丘ちぐさ訳『トラウマと記憶　脳・身体に刻み込まれた過去からの回復』（春秋社、二〇一七）などを参照してください。

（6）詳しくは、筆者による小論「トラウマから見た子どもの発達障害――その理解と治療」（精神科治療学、二九、二〇一四）にまとめたので参照してください。

（7）この推論については、後出の第四章（1）の書籍でも考察されています。

（8）フランク・W・パトナム著、中井久夫訳『解離――若年期における病理と治療』（みすず書房、二〇〇一）では、急性解離のことを「解離過程症状」、慢性解離のことを「水密区画化」として、両者の段階を区別しながら論じています。

●第三章

（1）この理論については、ステファン・W・ポージェス著、花丘ちぐさ訳『ポリヴェーガル理論入門――心身に変革をおこす「安全」と「絆」』（春秋社、二〇一八）に詳述されているので、参照してください。

（2）たとえば、Paul Grossmanらは、〝Toward understanding respiratory sinus arrhythmia : Relations to cardiac vagal tone, evolution and biobehavioral functions〟（*Biological Psychology* 74（2）, 2007）という論文において、ポリヴェーガル理論が根拠として提示している実験結果の進化学的考察は不正確であると指摘しています。

（3）パンクセップはこの情動回路をPANICと命名しました。しかし、その意味は日本語の、いわゆる「パニック」とは異なり、動物が群れや養育者から別離してしまったときの情動反応のことです。そのため本書では、PANICを「パニック」ではなく「別離」という言葉で表記しました。また、パンクセップは、この情動回路は、アタッチメントの発達や抑うつの発症との関連性が深いため、臨床的な文脈で参照するときには、PANIC/GRIEF（本書では日本語で「別離・悲嘆」）と併記したり、単にGRIEF（本書では「悲嘆」）と記載したりしています。詳しくは前掲第二章（1）の書籍を参照してください。

（4）アタッチメントの分類や、その背景にある理論については、数井みゆき、遠藤利彦著『アタッチメント——生涯にわたる絆』（ミネルヴァ書房、二〇〇五）に詳しく解説されているので参照してください。

●第四章

（1）詳しくは、ベッセル・ヴァン・デア・コーク著、柴田裕之訳、杉山登志郎解説『身体はトラウマを記録する——脳・心・体のつながりの回復のための手法』（紀伊國屋書店、二〇一六）を参照してください。

（2）前掲第二章（1）の書籍や、Tristen K. Inagaki によるレビュー〝Opioids and Social Connection〟（*Current Derections in Psychological Sciense*, 27（2）, 2018）などを参照してください。

（3）ブルース・D・ペリー、マイア・サラヴィッツ著、仁木めぐみ訳、杉山登志郎解説『犬として育てられた少年――子どもの脳とトラウマ』（紀伊國屋書店、二〇一〇）を参照してください。

（4）サンドラ・ポールセン著、ケイティ・オシェイ協力、大河原美以、白川美也子訳『言葉がない時、沈黙の語りに耳を澄ます――EMDR療法による早期トラウマの修復』（スペクトラム出版社、二〇一八）を参照してください。

●第五章

（1）パンクセップは、「ネズミもくすぐると笑う」ということを証明するなど、動物の「遊び」のメカニズムを明らかにしました。詳しくは前掲第二章（1）の書籍を参照してください。

●第六章

（1）この概念は「ポリヴェーガル理論」に基づいて提唱されたもので、トラウマ治療の手順を説明するときに、しばしば使われているものです。

（2）厚生労働省の「新たな社会的養育の在り方に関する検討会」が、二〇一七年に取りまとめた、「新しい社会的養育ビジョン」では、子どもの入所施設の環境は、小規模で十分な職員が配置された、家庭的な養護を提供するのに適した環境となるように、変化していくべきであると指摘されています。

（3）ローナ・ウィング著、久保紘章、佐々木正美、清水康雄監訳『自閉症スペクトル――親と専門家のためのガイドブック』（東京書籍、一九九八）を参照してください。

（4）佐々木正美著『自閉症児のためのＴＥＡＣＣＨハンドブック』（学研プラス、二〇〇八）などを参照してください。

（5）冷泉彰彦著『「関係の空気」「場の空気」』（講談社、二〇〇六）を参照してください。

（6）治療技法の詳細については、ピーター・Ａ・ラヴィーン著、池島良子、西村もゆ子、福井義一、牧野有可里訳『身体に閉じ込められたトラウマ――ソマティック・エクスペリエンシングによる最新のトラウマ・ケア』を参照してください。

●第七章

（1）行動分析学者であるアズリン（Nathan Azrin）によって考案されたといわれています。

（2）スーザン・バートン、パトリック・トムリンソン、ルディ・ゴンザレス著、開原久代、下泉英夫、小笠原彩、倉木アフジャ亜美、関戸真理恵訳『虐待を受けた子どもの愛着とトラウマの治療的ケア』（福村出版、二〇一三）を参照してください。

（3）この比喩表現は、サンドラ・ポールセン著、新井陽子・岡田太陽監修、黒川由美訳『トラウマと解離症状の治療』（東京書籍、二〇一二）のなかで用いられているものです。

（4）前掲第四章（3）の書籍を参照してください。

（5）「分身」と対話しながら進めるトラウマ治療の技法として「自我状態療法」があります。

この詳細は、前掲（3）の書籍にて、豊富なイラストとともに分かりやすく解説されています。

（6）このような「取り込み像」が存在すると、治療的な関わりをしようとしたときに、それに反発して、強く抵抗されてしまうことがあります。そのため、「自我状態療法」などの治療技法では、治療関係を構築するときには、まず最初に「取り込み像」の存在を見極めて、それを尊重するような関わりから始めることが推奨されています。詳しくは、前掲（3）の書籍などを参照してください。

（7）トップダウンの治療技法として、「持続暴露療法」や「トラウマ焦点化認知行動療法（TFCBT）」などがあります。ボトムアップの治療技法として、前掲第六章（6）のピーター・A・ラヴィーンによる「ソマティック・エクスペリエンシング」や、「思考場療法（TFT）」などがあります。トップダウンとボトムアップの要素を併せもつ治療技法として、「EMDR（眼球運動による脱感作と再処理法）」などがあります。

（8）パンクセップは、前掲第二章（1）の書籍において、「世話」は「情欲」から枝分かれして進化した可能性が高い、と述べています。

おわりに

発達障がいとトラウマは、色々な精神病理に深い影響を与え得る、複雑かつ重要な問題です。そして、筆者のような無名の臨床家が、この壮大なテーマについての書籍を執筆するということは、分不相応な無謀な挑戦といわれてしまうかもしれません。

筆者は、一般小児科医として働いたあと、児童精神科医療への関心が強くなり、この領域の第一人者である杉山登志郎先生が活躍されていた、あいち小児保健医療総合センターで研修を受けました。そこには、発達障がいとトラウマが混在した、複雑で困難な問題を抱えた、たくさんの子どもたちとの出会いがありました。研修を通して、筆者は二つの重要なことを学びました。ひとつは、子どもを治療するのなら、必要に応じて、親の治療に踏み込むことをためらってはならない、ということです。もうひとつは、難しい問題の背景には、治療者が把握していない「トラウマ」の問題が隠されているかもしれない、ということです。

筆者の臨床家としての成長は、ある意味、「トラウマ治療」とともにあったといえます。トラウマ治療には様々な専門的な技法があり、筆者自身もそのいくつかを習得し、実践してきました。そして、最初は患者のドラマチックな変化に感嘆し、しかしそのあとから、解決すべき問題は、じつはそんなに簡単ではなかったと気づかされました。なぜなら、トラウマの棘は、抜けたと思ってもその奥にはまた別の棘があり、次から次へと新たな問題が噴出してきたからです。それでも「パンドラの箱」を開けたからには責任もあり、ただただ泥臭く寄り添い続けていると、長い経過では少しずつ改善することもありました。とはいえ、担当する患者さんの数が増えるにつれ、そんな体当たりのやり方は限界を迎えました。そして、地域システムと協働しながら、計画的に効率よく対処していく重要性を理解するに至りました。

筆者は、発達障がいとトラウマの問題が混在した複雑な症例について、もっとたくさんの人たちと理解を共有しながら向き合いたいと感じています。しかし、トラウマ治療の専門的な技法の多くは、習得にも治療実践にも大きな労力が必要で、この領域はどうしても敬遠されてしまうことが多いようです。しかし、数ある「技法」のほとんどは、ほぼ共通した「理論」の上に成り立っています。そして、その概要だけでも理解すれば、それだけでも、当事者たちとの「日常的な関わり」には活用できる、という実感があります。この実感について、一般臨床医の立場からも発信する意義があると考え、本書を執筆させて頂くことになりました。

出版を受けてくださった金子書房さんに感謝申し上げます。特に、本書の趣旨を汲んでくださり、編集の労を取り、様々な支援をしてくださった亀井千是氏に深く感謝申し上げます。また、イラストは中学生の長女に頼んで描いてもらいました。娘の成長を誇らしく思います。そして、筆者の臨床の師である杉山登志郎先生からは、内容について適確な助言を頂くとともに、とても心強い序文の言葉を頂きました。感謝してもしきれないという思いです。

二〇二一年七月

小野 真樹

な・・・・・・・・・・・・・

は・・・・・・・・・・・・・

ま・・・・・・・・・・・・・

ら・・・・・・・・・・・・・

わ・・・・・・・・・・・・・

索　引

著者紹介

小野 真樹（おの まさき）

愛知県医療療育総合センター中央病院，子どものこころ科（小児心療科）医長。1971年に千葉県で生まれ，埼玉県で育った。京都大学理学部を卒業後，札幌医科大学に再入学，2001年に医師免許を取得。小児科医師として北海道や青森県で勤務したのち，2008年よりあいち小児保健医療総合センター心療科で研修を受けた。現在は，児童精神科の医師として，発達障がいの診療や，虐待の問題に巻き込まれてしまった子どもや家族の診療などに携わっている。また，地域支援と連携を深めるために，啓発講座での講演，小中学校の巡回相談および教育支援委員会の参加，発達支援を目的としたNPOの立ち上げ監修などを行っている。趣味は家庭菜園と下手な囲碁と，いくら練習してもなかなか上達しないオーボエという楽器。精神保健指定医，小児科専門医，小児精神神経学会認定医，子どものこころの専門医。

発達障がいとトラウマ

理解してつながることから始める支援

2021年８月31日　初版第１刷発行　　検印省略
2023年９月15日　初版第４刷発行

著者　小野真樹
発行者　金子紀子
発行所　株式会社 金子書房

〒112-0012　東京都文京区大塚３－３－７
電話　03-3941-0111㈹
ＦＡＸ　03-3941-0163
振替　00180-9-103376
URL　https://www.kanekoshobo.co.jp

印刷 藤原印刷株式会社／製本 有限会社井上製本所

ISBN 978-4-7608-3285-9　C3011